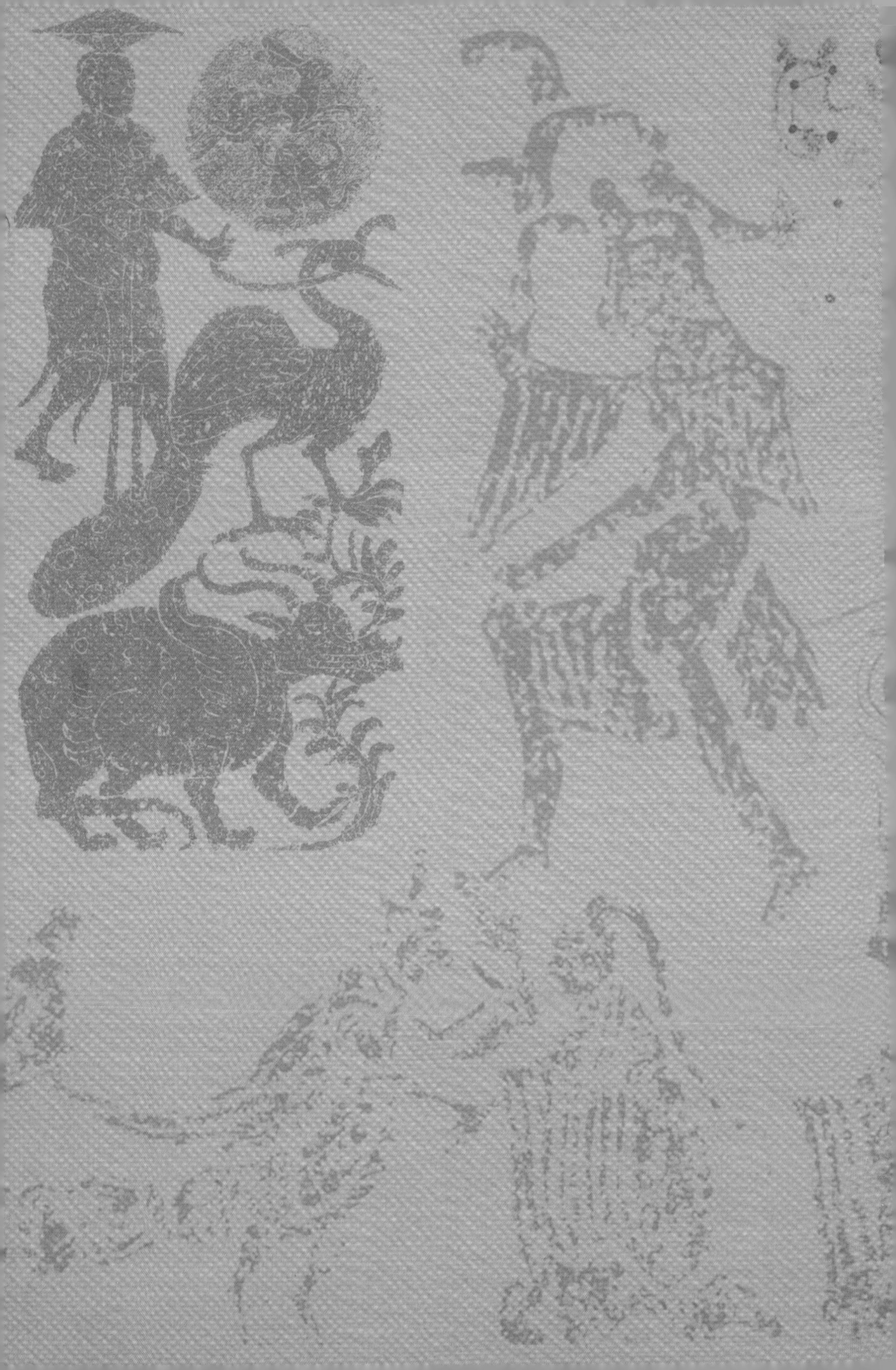

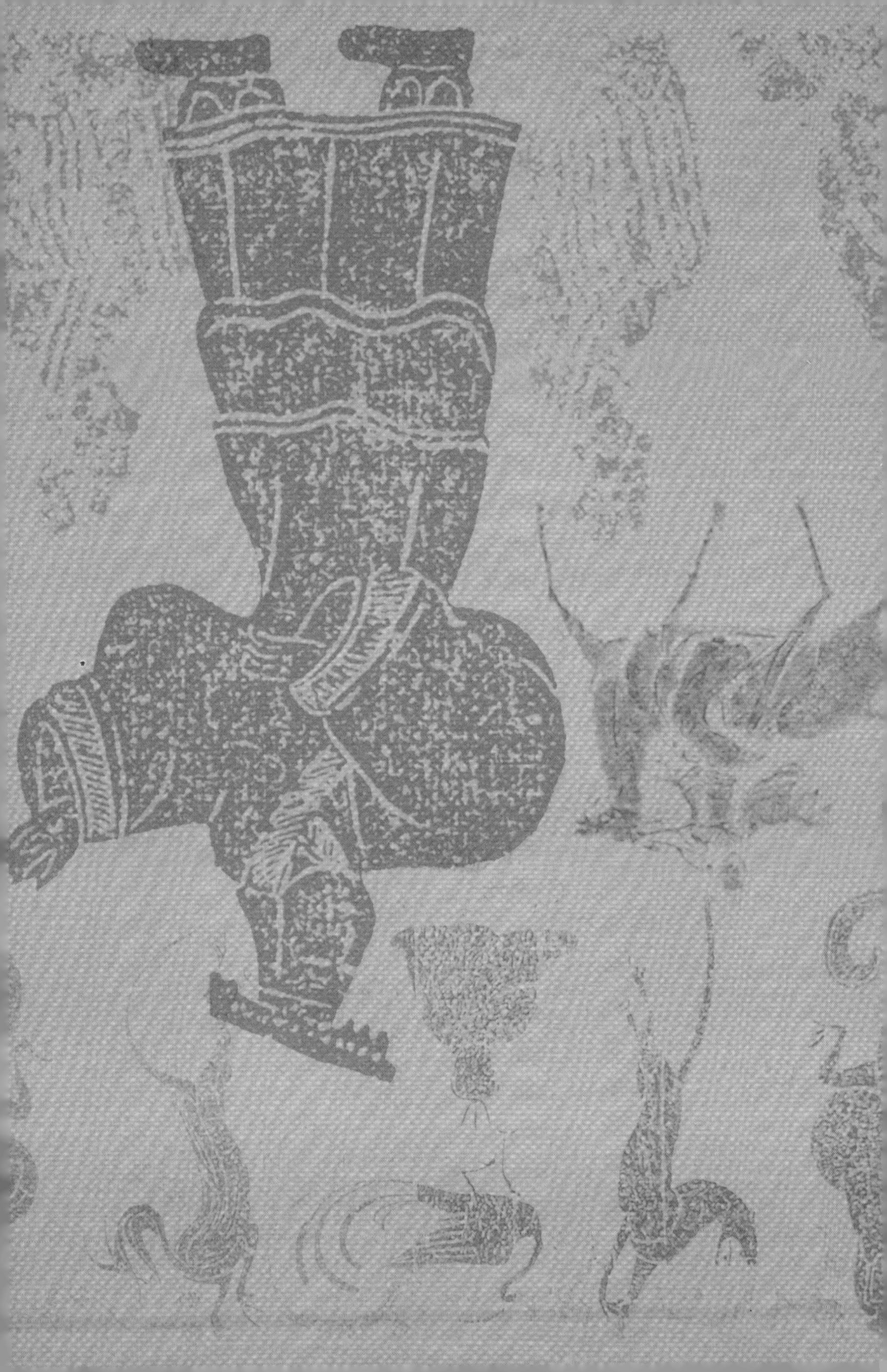

中国古医籍整理丛书

本草权度

明·黄济之　撰

王春燕　校注

中国中医药出版社

·北　京·

图书在版编目（CIP）数据

本草权度/(明)黄济之撰；王春燕校注．—北京：中国中医药出版社，2018.6

(中国古医籍整理丛书)

ISBN 978-7-5132-4734-4

Ⅰ.①本…　Ⅱ.①黄…　②王…　Ⅲ.①中国医药学-中国-明代　Ⅳ.①R2-52

中国版本图书馆CIP数据核字（2017）第331402号

中国中医药出版社出版

北京市朝阳区北三环东路28号易亨大厦16层

邮政编码　100013

传真　010-64405750

廊坊市三友印务装订有限公司印刷

各地新华书店经销

开本 710×1000　1/16　印张 13.5　字数 100千字

2018年6月第1版　2018年6月第1次印刷

书号　ISBN 978-7-5132-4734-4

定价　48.00元

网址　www.cptcm.com

社长热线　010-64405720

购书热线　010-89535836

维权打假　010-64405753

微信服务号　zgzyycbs

微商城网址　https://kdt.im/LIdUGr

官方微博　http://e.weibo.com/cptcm

天猫旗舰店网址　https://zgzyycbs.tmall.com

如有印装质量问题请与本社出版部联系(010-64405510)

国家中医药管理局
中医药古籍保护与利用能力建设项目
组织工作委员会

主 任 委 员 王国强

副主任委员 王志勇 李大宁

执行主任委员 曹洪欣 苏钢强 王国辰 欧阳兵

执行副主任委员 李 昱 武 东 李秀明 张成博

委 员

各省市项目组分管领导和主要专家

（山东省）武继彪 欧阳兵 张成博 贾青顺

（江苏省）吴勉华 周仲瑛 段金廒 胡 烈

（上海市）张怀琼 季 光 严世芸 段逸山

（福建省）阮诗玮 陈立典 李灿东 纪立金

（浙江省）徐伟伟 范永升 柴可群 盛增秀

（陕西省）黄立勋 呼 燕 魏少阳 苏荣彪

（河南省）夏祖昌 刘文第 韩新峰 许敬生

（辽宁省）杨关林 康廷国 石 岩 李德新

（四川省）杨殿兴 梁繁荣 余曙光 张 毅

各项目组负责人

王振国（山东省） 王旭东（江苏省） 张如青（上海市）

李灿东（福建省） 陈勇毅（浙江省） 焦振廉（陕西省）

蔡永敏（河南省） 鞠宝兆（辽宁省） 和中浚（四川省）

项目专家组

顾　问　马继兴　张灿玾　李经纬

组　长　余瀛鳌

成　员　李致忠　钱超尘　段逸山　严世芸　鲁兆麟
郑金生　林端宜　欧阳兵　高文柱　柳长华
王振国　王旭东　崔　蒙　严季澜　黄龙祥
陈勇毅　张志清

项目办公室（组织工作委员会办公室）

主　任　王振国　王思成

副主任　王振宇　刘群峰　陈榕虎　杨振宁　朱毓梅
刘更生　华中健

成　员　陈丽娜　邱　岳　王　庆　王　鹏　王春燕
郭瑞华　宋咏梅　周　扬　范　磊　张永泰
罗海鹰　王　爽　王　捷　贺晓路　熊智波

秘　书　张丰聪

前 言

中医药古籍是传承中华优秀文化的重要载体，也是中医学传承数千年的知识宝库，凝聚着中华民族特有的精神价值、思维方法、生命理论和医疗经验，不仅对于传承中医学术具有重要的历史价值，更是现代中医药科技创新和学术进步的源头和根基。保护和利用好中医药古籍，是弘扬中国优秀传统文化、传承中医学术的必由之路，事关中医药事业发展全局。

1949 年以来，在政府的大力支持和推动下，开展了系统的中医药古籍整理研究。1958 年，国务院科学规划委员会古籍整理出版规划小组在北京成立，负责指导全国的古籍整理出版工作。1982 年，国务院古籍整理出版规划小组召开全国古籍整理出版规划会议，制定了《古籍整理出版规划（1982—1990）》，卫生部先后下达了两批 200 余种中医古籍整理任务，掀起了中医古籍整理研究的新高潮，对中医文化与学术的弘扬、传承和发展，发挥了极其重要的作用，产生了不可估量的深远影响。

2007 年《国务院办公厅关于进一步加强古籍保护工作的意见》明确提出进一步加强古籍整理、出版和研究利用，以及

“保护为主、抢救第一、合理利用、加强管理”的方针。2009年《国务院关于扶持和促进中医药事业发展的若干意见》指出，要“开展中医药古籍普查登记，建立综合信息数据库和珍贵古籍名录，加强整理、出版、研究和利用”。《中医药创新发展规划纲要（2006—2020）》强调继承与创新并重，推动中医药传承与创新发展。

2003~2010年，国家财政多次立项支持中国中医科学院开展针对性中医药古籍抢救保护工作，在中国中医科学院图书馆设立全国唯 一的行业古籍保护中心，影印抢救濒危珍本、孤本中医古籍1640余种；整理发布《中国中医古籍总目》；遴选351种孤本收入《中医古籍孤本大全》影印出版；开展了海外中医古籍目录调研和孤本回归工作，收集了11个国家和2个地区137个图书馆的240余种书目，基本摸清流失海外的中医古籍现状，确定国内失传的中医药古籍共有220种，复制出版海外所藏中医药古籍133种。2010年，国家财政部、国家中医药管理局设立“中医药古籍保护与利用能力建设项目”，资助整理400余种中医药古籍，并着眼于加强中医药古籍保护和研究机构建设，培养中医古籍整理研究的后备人才，全面提高中医药古籍保护与利用能力。

在此，国家中医药管理局成立了中医药古籍保护和利用专家组和项目办公室，专家组负责项目指导、咨询、质量把关，项目办公室负责实施过程的统筹协调。专家组成员对古籍整理研究具有丰富的经验，有的专家从事古籍整理研究长达70余年，深知中医药古籍整理研究的重要性、艰巨性与复杂性，履行职责认真务实。专家组从书目确定、版本选择、点校、注释等各方面，为项目实施提供了强有力的专业指导。老一辈专家的学术水平和智慧，是项目成功的重要保证。项目承担单位山东中医药大学、南京中医药大学、上海中医药大学、福建中医药大学、浙江省中医药研究院、陕西省中医药研究院、河南省中医药研究院、辽宁中医药大学、成都中医药大学及所在省市中医药管理部门精心组织，充分发挥区域间互补协作的优势，并得到承担项目出版工作的中国中医药出版社大力配合，全面推进中医药古籍保护与利用网络体系的构建和人才队伍建设，使一批有志于中医学术传承与古籍整理工作的人才凝聚在一起，研究队伍日益壮大，研究水平不断提高。

本着“抢救、保护、发掘、利用”的理念，该项目重点选择近60年未曾出版的重要古医籍，综合考虑所选古籍的保护价值、学术价值和实用价值。400余种中医药古籍涵盖了医经、基础理论、诊法、伤寒金匮、温病、本草、方书、内科、外科、女科、儿科、伤科、眼科、咽喉口齿、针灸推拿、养生、医案医话医论、医史、临证综合等门类，跨越唐、宋、金元、明以迄清末。全部古籍均按照项目办公室组织完成的行业标准《中医古籍整理规范》及《中医药古籍整理细则》进行整理校注，绝大多数中医药古籍是第一次校注出版，一批孤本、稿本、抄本更是首次整理面世。对一些重要学术问题的研究成果，则集中收录于各书的“校注说明”或“校注后记”中。

“既出书又出人”是本项目追求的目标。近年来，中医药古籍整理工作形势严峻，老一辈逐渐退出，新一代普遍存在整理研究古籍的经验不足、专业思想不坚定等问题，使中医古籍整理面临人才流失严重、青黄不接的局面。通过本项目实施，搭建平台，完善机制，培养队伍，提升能力，经过近5年的建设，锻炼了一批优秀人才，老中青三代齐聚一堂，有效地稳定了研究队伍，为中医药古籍整理工作的开展和中医文化与学术的传承提供必备的知识和人才储备。

本项目的实施与《中国古医籍整理丛书》的出版，对于加强中医药古籍文献研究队伍建设、建立古籍研究平台，提高古籍整理水平均具有积极的推动作用，对弘扬我国优秀传统文化，推进中医药继承创新，进一步发挥中医药服务民众的养生保健与防病治病作用将产生深远影响。

第九届、第十届全国人大常委会副委员长许嘉璐先生，国家卫生计生委副主任、国家中医药管理局局长、中华中医药学会会长王国强先生，我国著名医史文献专家、中国中医科学院马继兴先生在百忙之中为丛书作序，我们深表敬意和感谢。

由于参与校注整理工作的人员较多，水平不一，诸多方面尚未臻完善，希望专家、读者不吝赐教。

国家中医药管理局中医药古籍保护与利用能力建设项目办公室

二〇一四年十二月

许 序

“中医”之名立，迄今不逾百年，所以冠以“中”字者，以别于“洋”与“西”也。慎思之，明辨之，斯名之出，无奈耳，或亦时人不甘泯没而特标其犹在之举也。

前此，祖传医术（今世方称为“学”）绵延数千载，救民无数；华夏屡遭时疫，皆仰之以度困厄。中华民族之未如印第安遭染殖民者所携疾病而族灭者，中医之功也。

医兴则国兴，国强则医强。百年运衰，岂但国土肢解，五千年文明亦不得全，非遭泯灭，即蒙冤扭曲。西方医学以其捷便速效，始则为传教之利器，继则以“科学”之冕畅行于中华。中医虽为内外所夹击，斥之为蒙昧，为伪医，然四亿同胞衣食不保，得获西医之益者甚寡，中医犹为人民之所赖。虽然，中国医学日益陵替，乃不可免，势使之然也。呜呼！覆巢之下安有完卵？

嗣后，国家新生，中医旋即得以重振，与西医并举，探寻结合之路。今也，中华诸多文化，自民俗、礼仪、工艺、戏曲、历史、文学，以至伦理、信仰，皆渐复起，中国医学之兴乃属必然。

迄今中医犹为国家医疗系统之辅，城市尤甚。何哉？盖一则西医赖声、光、电技术而于20世纪发展极速，中医则难见其进。二则国人惊羡西医之“立竿见影”，遂以为其事事胜于中医。然西医已自觉将入绝境：其若干医法正负效应相若，甚或负远逾于正；研究医理者，渐知人乃一整体，心、身非如中世纪所认定为二对立物，且人体亦非宇宙之中心，仅为其一小单位，与宇宙万象万物息息相关。认识至此，其已向中国医学之理念“靠拢”矣，虽彼未必知中国医学何如也。唯其不知中国医理何如，纯由其实践而有所悟，益以证中国之认识人体不为伪，亦不为玄虚。然国人知此趋向者，几人？

国医欲再现宋明清高峰，成国中主流医学，则一须继承，一须创新。继承则必深研原典，激清汰浊，复吸纳西医及我藏、蒙、维、回、苗、彝诸民族医术之精华；创新之道，在于今之科技，既用其器，亦参照其道，反思己之医理，审问之，笃行之，深化之，普及之，于普及中认知人体及环境古今之异，以建成当代国医理论。欲达于斯境，或需百年欤？予恐西医既已醒悟，若加力吸收中医精粹，促中医西医深度结合，形成21世纪之新医学，届时“制高点”将在何方？国人于此转折之机，能不忧虑而奋力乎？

予所谓深研之原典，非指一二习见之书、千古权威之作；就医界整体言之，所传所承自应为医籍之全部。盖后世名医所著，乃其秉诸前人所述，总结终生行医用药经验所得，自当已成今世、后世之要籍。

盛世修典，信然。盖典籍得修，方可言传言承。虽前此50余载已启医籍整理、出版之役，惜旋即中辍。阅20载再兴整理、出版之潮，世所罕见之要籍千余部陆续问世，洋洋大观。

今复有“中医药古籍保护与利用能力建设”之工程，集九省市专家，历经五载，董理出版自唐迄清医籍，都400余种，凡中医之基础医理、伤寒、温病及各科诊治、医案医话、推拿本草，俱涵盖之。

噫！璐既知此，能不胜其悦乎？汇集刻印医籍，自古有之，然孰与今世之盛且精也！自今而后，中国医家及患者，得览斯典，当于前人益敬而畏之矣。中华民族之屡经灾难而益蕃，乃至未来之永续，端赖之也，自今以往岂可不后出转精乎？典籍既蜂出矣，余则有望于来者。

谨序。

第九届、十届全国人大常委会副委员长

许嘉璐

二〇一四年冬

王 序

中医学是中华民族在长期生产生活实践中，在与疾病作斗争中逐步形成并不断丰富发展的医学科学，是中国古代科学的瑰宝，为中华民族的繁衍昌盛作出了巨大贡献，对世界文明进步产生了积极影响。时至今日，中医学作为我国医学的特色和重要医药卫生资源，与西医学相互补充、相互促进、协调发展，共同担负着维护和促进人民健康的任务，已成为我国医药卫生事业的重要特征和显著优势。

中医药古籍在存世的中华古籍中占有相当重要的比重，不仅是中医学术传承数千年最为重要的知识载体，也是中医为中华民族繁衍昌盛发挥重要作用的历史见证。中医药典籍不仅承载着中医的学术经验，而且蕴含着中华民族优秀的思想文化，凝聚着中华民族的聪明智慧，是祖先留给我们的宝贵物质财富和精神财富。加强对中医药古籍的保护与利用，既是中医学发展的需要，也是传承中华文化的迫切要求，更是历史赋予我们的责任。

2010年，国家中医药管理局启动了中医药古籍保护与利用能力建设项目。这既是传承中医药的重要工程，也是弘扬优秀民族文化的重要举措，不仅能够全面推进中医药的有效继承和创新发展，为维护人民健康做出贡献，也能够彰显中华民族的璀璨文化，为实现中华民族伟大复兴的中国梦作出贡献。

相信这项工作一定能造福当今，嘉惠后世，福泽绵长。

国家卫生和计划生育委员会副主任

国家中医药管理局局长

中华中医药学会会长

王国强

二〇一四年十二月

马 序

新中国成立以来，党和国家高度重视中医药事业发展，重视古籍的保护、整理和研究工作。自1958年始，国务院先后成立了三届古籍整理出版规划小组，分别由齐燕铭、李一氓、匡亚明担任组长，主持制订了《整理和出版古籍十年规划（1962—1972）》《古籍整理出版规划（1982—1990）》《中国古籍整理出版十年规划和“八五”计划（1991—2000）》等，而第三次规划中医药古籍整理即纳入其中。1982年9月，卫生部下发《1982—1990年中医古籍整理出版规划》，1983年1月，中医古籍整理出版办公室正式成立，保证了中医古籍整理出版规划的实施。2002年2月，《国家古籍整理出版“十五”（2001—2005）重点规划》经新闻出版署和全国古籍整理出版规划领导小组批准，颁布实施。其后，又陆续制定了国家古籍整理出版“十一五”和“十二五”重点规划。国家财政多次立项支持中国中医科学院开展针对性中医药古籍抢救保护工作，文化部在中国中医科学院图书馆专门设立全国唯一的行业古籍保护中心，国家先后投入中医药古籍保护专项经费超过3000万元，影印抢救濒危珍、善、孤本中医古籍1640余种，开展了海外中医古籍目录调研和孤本回归工作。2010年，国家财政部、国家中医药管理局安排国家公共卫生专项资金，设立了“中医药古籍保护与利用能力建设项目”，这是继1982～1986年第一批、第二批重要中医药古籍整理之后的又一次大规模古籍整理工程，重点整理新中国成立后未曾出版的重要古籍，目标是形成并普及规范的通行本、传世本。

为保证项目的顺利实施，项目组特别成立了专家组，承担咨询和技术指导，以及古籍出版之前的审定工作。专家组中的许多成员虽逾古稀之年，但老骥伏枥，孜孜不倦，不仅对项目进行宏观指导和质量把关，更重要的是通过古籍整理，以老带新，言传身教，培养一批中医药古籍整理研究的后备人才，促进了中医药古籍保护和研究机构建设，全面提升了我国中医药古籍保护与利用能力。

作为项目组顾问之一，我深感中医药古籍保护、抢救与整理工作的重要性和紧迫性，也深知传承中医药古籍整理经验任重而道远。令人欣慰的是，在项目实施过程中，我看到了老中青三代的紧密衔接，看到了大家的坚持和努力，看到了年轻一代的成长。相信中医药古籍整理工作的将来会越来越好，中医药学的发展会越来越好。

欣喜之余，以是为序。

中国中医科学院研究员

马继兴

二〇一四年十二月

校注说明

《本草权度》，明代黄济之撰。黄济之，字世仁，号束斋，余姚（今属浙江）人，著有《本草权度》三卷。本书以病证为纲，分而述之，每一病证下详论脉、因、证、治。全书共收病证 73 种及杂论、杂治、五脏证、七情证、杂脉、察视等。另附经络图、大小迟疾软强之图、脉体升降之图。

本书“五脏虚实”“五脏绝死”部分与《丹溪手镜》中内容相同，仅有少部分文字差异。《脉因证治》所载 70 证与《本草权度》中内容相近，其中一部分病证差异很小，一部分病证内容差异较大，并有前后次序不同。

据《中国中医古籍总目》著录，本书（全本）国内现存以下版本：

1. 明嘉靖十四年乙未（1535）刻本，藏于中国中医科学院图书馆、南京图书馆。

2. 日本抄本，藏于中国医学科学院图书馆。

另有 1996 年中医古籍出版社据明嘉靖十四年刻本影印本。

经实地版本调研，中国医学科学院图书馆未见日本抄本。

本次校勘以日本内阁文库所藏明嘉靖十四年刻本为底本，以《丹溪朱氏脉因证治》（正文中简称《脉因证治》）（日本内阁文库所藏清刻本）、《丹溪手镜》（明天启元年刻本）为他校本。

主要校勘原则如下：

1. 原繁体竖排改为简体横排，并加标点。

2. 原书中代表前文的“右”字，径改为“上”字。

3. 药名尽量规范统一，以该药在本书中的正名或当今通行写法律齐。如“亭历”改“葶苈”。原书中脏腑之“脏”有“藏”“臟”等不同写法，今以“脏”律齐。

4. 底本中的异体字、古字、俗写字等，径改不出校。

5. 通假字保留原字，不常见的出注说明。

6. 对书中难解字词酌加注释。

7. 对本书与他校本中内容相同章节进行通校，底本有明显错讹之处，径改；凡底本与校本不同，显系底本错误者，则据底本改；凡底本与校本不同而文义皆通，或难以判定何者为是，可酌情出校记以存异。凡底本无误，校本有误者，一律不出校记。

本草权度题辞

语有之度节气而候温冷，参脉理而合轻重，量药石皆相应，此可谓名医。是故非宣畅曲解原疾量剂，贯微达幽不失细小者，不足以言医。昔者许裔宗之疗疾也，别脉识病用药唯其所当，立可愈疾。其言曰：今人不能别脉，莫识病原，以情意度，多置药味，譬诸猎者不知兔处，多发人马，空广围猎，庶几一遇。以此疗病，不亦疏乎！世医执泥《局方》，不知权度，以致杀人者，正唯不识此耳。若裔宗者岂非深造鸿术者哉？余室大父東斋先生著《本草权度》三卷，予间阅之，切脉以别病，因病以处方，温凉轻重剂量无爽，深得裔宗宗旨，其亦可谓宣畅曲解者矣。爰录其副藏诸家。

嘉靖甲午秋九月既望徐九皋识

目录

卷之上

卷之中

卷之下

附录

卷之上

五脏虚实

肝

虚　胁下坚胀，寒热，腹满不食，如人将捕，目暗黑花，筋挛节痛，爪枯青色。恐，脉沉细而滑。

实　胁下痛，寒热，心下坚满，气逆，头晕，颈直背强筋急，目赤，颊肿，耳聋。怒，脉浮大而数。

中风左部浮弦；中寒左关紧弦。胀水，恶血。

胆主呕汁，主胀。

心

虚　心腹暴痛，心膈胀满，时唾清涎，多惊悲恍惚，少颜色，舌本①强。脉浮虚。

实　心神烦乱，面赤，身热，口舌生疮，咽燥，头痛，手心热，衄血，喜笑。脉洪实。

中风本位浮洪，中寒本位洪紧。胀水，忧思。

小肠主宿食，胀。

脾

虚　四肢不举，饮食不化，吞酸或不下食，食则呕吐，腹痛肠鸣，溏泄。脉沉细软弱。

实　心胸烦闷，口干身热，颊肿，体重腹胀寒饥，舌根肿，

① 本：原作“木”，据《丹溪手镜》改。

四肢怠①堕，泄不②利。脉紧急实。

中风本位浮迟，中寒本位沉紧细。胀水，忧思。

胃主癖胀。

肺

虚　语嘶，用力掉颤，少气不足，咽中干无津液，咳喘鼻清涕，恐怖耳聋。脉沉缓。

实　胸膈满，上气咳逆，咽中不利，鼻赤口张，饮无度，痰黏，肩背痛。脉不上不下。

中风本位浮涩短，中寒本位紧涩。胀水。

大肠主宿食胀溏泄，胀。

肾

虚　腰背切痛，不得俯仰，足胫酸，手足冷，呼吸少气，骨节痛，腹结痛，面黑，耳鸣，小便数。脉浮细数。

实　舌燥咽干肿，心烦，胸膈时痛，喘嗽，小腹满，腰强痛，体重，骨足③下热，小便黄，肿胫④肿，盗汗，胀泄。

中风本位浮滑，冷湿，房劳；中寒本位沉紧而滑。胀水。

膀　胱

虚　面色无光，尿多，寐中不觉，小腹气痛，攻冲腹胁。

实　小便不通或涩，尿血，淋闭，茎中痛。脉沉濡滑。

大　腑

虚　水谷不化，肠鸣泄痢，吐逆，手足冷。

---

① 怠：原作“急”，据《丹溪手镜》改。
② 不：《丹溪手镜》作“下”。
③ 足：《丹溪手镜》作“节”。
④ 肿胫：《丹溪手镜》作“腹腰”。

实　粪结，皮肤瘙痒，致厕艰难。

五脏绝死

心绝　肩息，回眄[①]目直，掌肿，狂乱心闷绝热，一日死。心头痛而咳不止，关节不通，身重不已，三日死。

肝绝　汗出如水，恐惧不安，伏卧，四肢乏，目直如盲，面青舌卷苍黑，泣下，八日死。头痛目眩，肢满囊缩，小便不通。又云：身热恶寒，四肢不举，脉当弦长，今反短涩，十日死。

脾绝　口冷足肿，胀泄不觉，面浮黄，唇反，十二日死。色黄体重，失便，目直视，唇反张，爪甲青，四逆，节痛，吐食，脉当大缓反弦，死。

肺绝　口如鱼，气出不快，唇反无纹，皮毛焦，三日死。足满泄利不觉，鼻孔开而黑枯，喘而目直，言音喘急短气。

肾绝　大便赤涩，耳干，下血，舌肿，足浮，齿痛，目盲，腰折，汗如水，发无泽，面黑。腿筋痛，小便闭，两胁胀，目盲。又云：阴缩小便不出，出而不快。

胃绝　口噤唇黑，四肢重如山，不能收持，大小便自利无休，饮食不入，七日死。舌强语涩，转筋卵缩牵阴股痛，不食，鼓胀变水泄，不卧。又云：齿落目黄，七日死。

小[②]肠绝　发直，汗不止，不得屈伸。

大肠绝　泄痢无度，六日死。

筋绝　惊恐，爪甲青，呼骂，九日死。

---

① 眄（miǎn免）：斜着眼看。

② 小：此字原脱，据《丹溪手镜》补。

骨绝　腰脊痛，不可反侧，肾中重，足膝复①平，五日死。

肌绝　口冷足肿，胀泄不知人，十二日死。

脉　法

	虚	实	气	血	风	寒	湿	热	喘	满闷	咳嗽	下痢	痛	水	呕吐	痰饮
浮																
芤				失血												
滑	阳虚			经阴												痰
实																
弦	劳															饮
紧																饮
洪																
迟			实													饮
缓	下															
濡			虚				痹									
弱			虚				痹									
濇													心			
微			虚	少								泄				
沉			少	败												
浮			胀									泄	疝			
细			上									泄			霍乱	痰
数			虚	虚												
虚									伤暑							

① 复：《丹溪手镜》作“腹”。

经络图

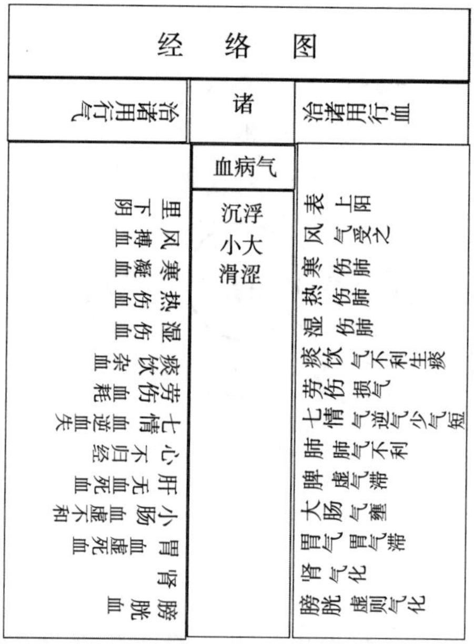
经络图
治诸用行气
诸
治诸用行血
血病气
沉浮
小大
滑涩
里下阴
风 搏血
寒 凝血
热 伤血
湿 伤血
痰饮 杂血
劳伤 血耗
七情 血逆血失
心 不归经
肝 无血死血
小肠 血虚不和
胃 血虚死血
肾
膀胱 血
表 上阳
风 气受之
寒 伤肺
热 伤肺
湿 伤肺
痰饮 气不利生痰
劳伤 损气
七情 气逆气少气短
肺 肺气不利
脾 虚气滞
大肠 气壅
胃气 胃气滞
肾 气化
膀胱 虚则气化

大小迟疾软强之图

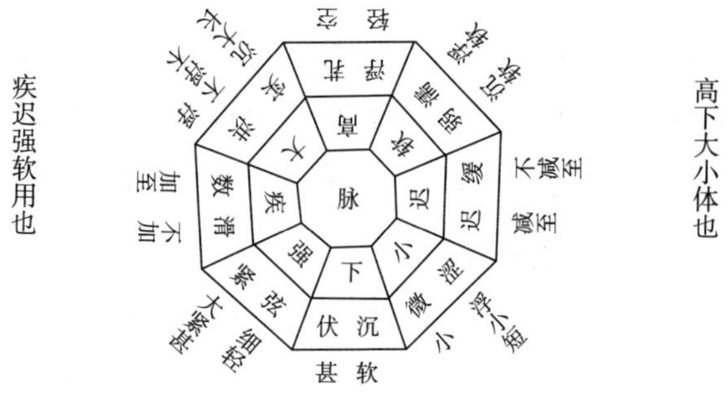
疾迟强软用也
高下大小体也
脉
高
软
迟
小
下
强
疾
大
缓
迟
涩
微
伏沉
弦紧
数滑
洪
实
不减至
减至
小
甚软
细轻
大紧甚
加至
不加

脉体升降之图

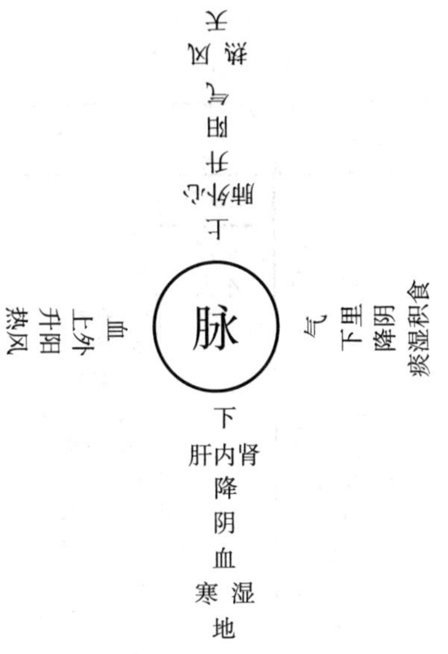

浮　在皮肤，按之不足，举之有余。虚也。人迎风邪在表。气口阴阳耗散。左寸应风头痛目昏有热。右寸宿食滞气肺风逆喘。左关应胁下满。右关脾食热①胃风。趺阳胃虚②。左尺如经。右尺腰肿脚弱。

芤　与浮相似。血虚也。人迎风热血涌。气口积血在胸。左寸衄血。右寸吐血。关上脾胃虚热肠痈便血。尺中血淋。

滑　浮中如有力，漉漉如欲脱，与数相似。为实，下阳气衰。寸口伏痰外热。左关蓄血在肝。右关痰积。趺阳胃气不行。左尺阴邪相干，腰痛。右尺便精遗沥滞。

实　人迎风寒热盛。气口喘嗽上迫。左寸气壅咽喉，胸中痛；血

---

① 热：《丹溪手镜》作“伤”。
② 虚：《丹溪手镜》作“滞”。

利，尿不利。右寸如经身热大便秘。右关胃实脾虚，为实为呕，食不消，大便下积。左关肝实血多胁下痛。尺小腹痛，小便不禁。

弦　浮紧为弦。为水气、中虚、寒癖、拘急、饮疟。左寸风寒相侵，头痛心痛。右寸痰饮宿食。右关胃脘寒痛。左关筋急、疟疾、忿怒、血聚。左尺如经。右尺腰痛，小腹拘急。

紧　数如切绝。为寒。人迎感寒。气口头痛拘急。左寸心痛或虚。右寸咳嗽喘急。左关两胁痛满。右关胃痛，蛔。右尺寒湿在下焦。左尺如经。

洪　浮大，与浮相似。为气、热。人迎寒壅诸阳。气口气实攻搏。左寸实热。右寸疝气燥结伤食。左关风热在肝。右关反胃，胃热。右尺热在下焦。左尺如经。

微　极细而软，欲绝，似有似无，按之欲尽，轻手乃得，一日小，一日薄，一日手下决，与涩似。为虚。左寸亡汗。右寸吐血。左关肝虚少血。右关如经。左尺如经。右尺失气遗泄。

沉　为水实、鬼疰。左寸血实。右寸气实。人迎寒搏阴经。气口血滞而凝。左关血癖左胁。右关。右尺腿膝疼。左尺如经。

缓　浮大而软，与迟相似。为虚。人迎风、虚烦、喘。气口怒极伤筋。左寸血虚头痛眩晕。右寸肺风乘胀如经。左关风痹、血耗、筋脉弛张。右关风热结燥。左①尺遗沥。右②尺如经，肾虚。

涩　细而迟，往来难且散，或一止复来，浮而短，又短而止。为少血、寒湿。左寸短气，心血少。右寸如经。右关胃气不足，如经。左关如经。右尺大便难，小便数。左尺如经，困惫。

迟　三至，按之牢，举不足，按有余。为寒。左寸心寒痛。

① 左：《丹溪手镜》作“右”。
② 右：《丹溪手镜》作“左”。

右寸咽酸。左关血涩，胁下痛。右关如经。右尺大便难，水谷不化。左尺如经。

伏　至骨方得。为实、水气、痰饮。人迎寒湿。气口积聚。右寸肺痿，痰。左寸如经。左关惊悸，水泄。右关如经。左尺疝瘕，冷涎在下。右尺水谷不化。

濡　极软而浮细，按之无，举之有余，轻手乃得，与迟弱相似。为虚。左寸如经阳弱恶寒，肾邪干心。右寸咳唾涎沫，飧泄，中虚喘息。左关筋弱纵缓。右关脾湿，虚冷。左尺小便难，虚。右尺脚痹。

弱　极软而沉细，举之无，按之乃得。为虚悸经。左寸如经，阳虚。右寸气虚短。人迎风湿纵缓。气口筋骨弛。左关风热入肝，血虚。右关脾弱多泄少食，胃或客热。右尺大便溏泄滞下。左尺如经，虚。

细　略大于微，常有，但细耳。为血气俱虚。人迎湿中诸经。气口少气涎凝。左寸心虚劳神。右寸气忧伤。左关惊悸，胁痛。右关如经，上耗。右尺遗泄，小便利。

数　为虚热。人迎风壅燥盛。气口阴虚阳并。左关怒，血虚筋急。右关脾热食癥。右尺大便难，热在下。左尺如经。

动　见关上，无头尾，大如豆，动摇不进不退。为痛、虚、惊。左寸心惊神恐。右寸寒极冷痛。左关血虚。右关脾亡。一为痛泄。两尺真气俱弱。

虚　迟大而软，按之不足，豁然空。人迎冒暑气泄。气口血气走越。左寸心虚神不安。右寸肺虚邪易侵。左关。右关脾虚寒泄。左尺失精漏血。右尺伤暑。

促　去来数而一止复来。皆以痰饮，气血留滞不行则促。

结　去来缓而一止复来。皆积。

革代散　同图。

中行 五分后发际 喑门 五分 风府 寸半 脑户 寸半 强间 寸半 后顶 寸半 百会 寸半 前顶 寸半 囟会 寸 上星 五分 神庭 五分前发际

二行 天柱 发际 玉枕 寸半 络却 寸半 通天 寸半 承光 寸半 五处 五分 曲差 五分

三行 五分 风池 脑空 寸半 承灵 寸半 正营 寸 目窗 寸 临注 五分。

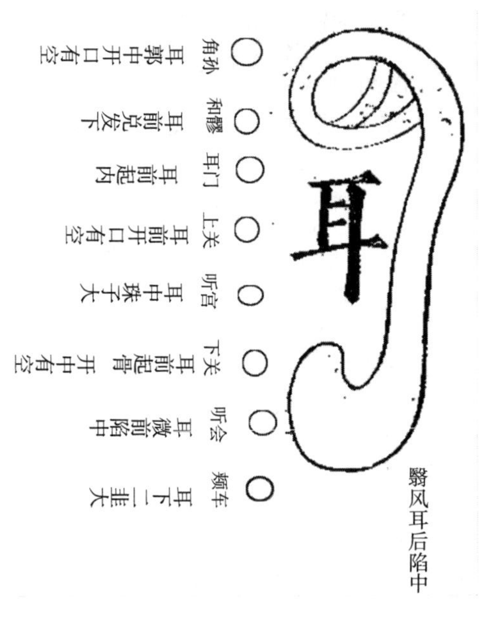

附分 魄门 膏肓 神堂 意喜 膈关 魂门 阳纲 意舍 肓门 志室 胞肓 秩边

大杼 风门 肺俞 厥阴 心俞 督俞 膈俞 肝俞 胆俞 脾俞 胃俞 三焦 肾俞 气海 大肠 关元 小肠 膀胱 中旅 环白

大椎 陶道 身柱 神灵 灵台 至阳 筋缩 中枢 春俞 接春 悬枢 命门 阳关 腰俞

大杼 风门 肺俞 厥阴 心俞 督俞 膈俞 肝俞 胆俞 脾俞 胃俞 三焦 肾俞 气海 大肠 关元 小肠 膀胱 中旅 环白

附分 魄门 膏肓 神堂 意喜 膈关 魂门 阳纲 意舍 肓门 志室 胞肓 秩边

肩井 肩上陷罅
肩窌 肩端臑上陷中
巨骨 肩端上两叉骨中
肩髃
臑俞 肩窌后大甲骨下
曲垣 肩中央曲甲陷
肩外俞 肩甲上廉去脊骨三寸
肩中俞 肩甲内廉去脊二寸

尺泽　曲泽　少海　曲池　少海　大　中　小

三里　四渎
寸　肘前五寸

孔最　郄门
腕上七寸　去腕五寸

天府

上廉　支正
腕后五寸

间使
三寸
经渠　内关　灵道　温溜　三阳络　宗会　侠白　青灵
去腕二寸　掌后半寸　腕后五寸半　寸　腕后三寸　去肘五寸　去肘三寸
偏历　支沟
腕后三寸　腕后三寸

太渊　大陵　通里　肘
腕后寸
外关
神门　阳溪　阳池　阳谷

结喉下
天突
寸

云门	气户	俞府	璇玑	俞府	气户	云门
			寸			
中府	库房	彧中	华盖	彧中	库房	中府
			寸六分			
周荣	屋翳	神藏	紫宫	神藏	屋翳	周荣
			寸六分			
胸乡	膺窗	灵虚	正堂	灵虚	膺窗	胸乡
			寸六分			
天溪	乳中	神封	膻中	神封	乳中	天溪
			寸六分			
食窦	乳根	步廊	中庭	步廊	乳根	食窦
			髑骬			
			五分			
			鸠尾			
			寸			
期门	不容	幽门	巨阙	幽门	不容	期门
			寸			
日月	承满	通谷	上脘	通谷	承满	日月
			寸			
腹哀	梁门	阴都	中脘	阴都	梁门	腹哀
			寸			
三寸半	关门	石关	建里	石关	关门	三寸半
			寸			
	太乙	商曲	下脘	商曲	太乙	
			寸			
	滑肉		分水		滑肉	
			寸			
大横	天枢	肓俞	脐中	肓俞	天枢	大横

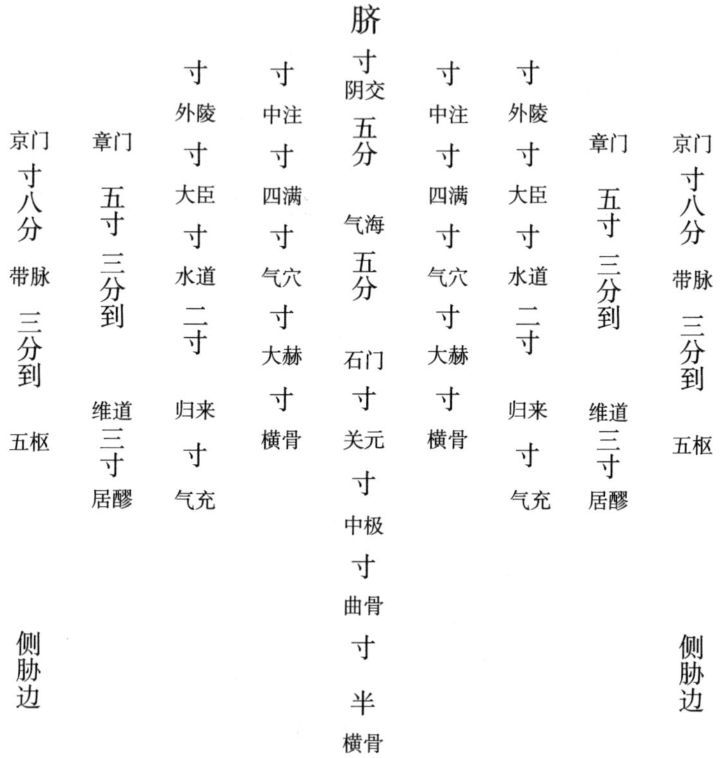

京门 寸八分 带脉 三分到 五枢 侧胁边

章门 五寸 三分到 维道 三寸 居髎

寸 外陵 寸 大巨 寸 水道 二寸 归来 寸 气充

寸 中注 寸 四满 寸 气穴 寸 大赫 寸 横骨

脐 寸 阴交 五分 气海 五分 石门 寸 关元 寸 中极 寸 曲骨 寸 半 横骨

寸 中注 寸 四满 寸 气穴 寸 大赫 寸 横骨

寸 外陵 寸 大巨 寸 水道 二寸 归来 寸 气充

章门 五寸 三分到 维道 三寸 居髎

京门 寸八分 带脉 三分到 五枢 侧胁边

横骨至内辅上廉一尺八寸

髀骨外 环跳 中渎 髀骨外膝上三寸

膝上 伏兔膝上六寸 阴市膝上三寸 箕门 鱼腹上 筋间

股内廉 阴色膝上四寸股内

内踝至地三寸

太阳 昆仑外踝后 申脉外踝 京骨大骨小下

少阳 丘墟外踝如前去临泣三寸 临泣寸半 地五会寸 侠溪四

阳明 解溪寸半 冲阳三寸 陷谷二寸 内庭

厥阴 中封内踝前 太冲本节二寸 行间

太阴　商丘内踝微前　公孙本节寸　太白　太都

少阴　吕细内踝后

太阳	少阳	阳明	太阴	厥阴	少阴
委中	阳关 犊鼻处阳陵上三寸	犊鼻 膝宾下骭大筋罅中		曲泉 膝内辅骨下曲膝横纹头	阴谷 膝内辅骨吕大筋屈膝取之
合阳 腘下二寸	阳陵	三里 三寸	阴陵	膝门 犊鼻下二寸	筑宾 内踝上间腨分
承筋 跟上七寸	阳辅 外踝上四寸	上廉 寸	地机 膝下五寸	漏谷 内踝六寸	复溜 踝上三寸
承山 腿肚下分内间	悬钟 外踝上三寸	丰隆 外踝上八寸　下廉 上廉下三寸	中都 内踝上七寸	三阴交 内踝上三寸	
付阳 外踝上三寸					

中　风

脉　微而数，中风头痛，脉滑者，中风，风脉虚弱也。寸口脉浮而紧，寸口脉缓而迟皆曰中风也。《脉经》云：浮而大者风，浮而缓，皮肤不仁，风寒入肌肉，又滑而浮散者瘫痪风。诊人被风不仁痿躄。其脉虚者生，坚急疾者死。

因　热甚生风，血虚有痰涎壅，口目㖞斜，语言蹇涩。《内经》曰：风之伤人也，或为寒热，或为寒中，或为热中，或为偏枯。风善行而数变，至其变化乃为他病。《要略》云：风之为病，当身不遂，经络空虚，贼邪不泻，或左或右，邪气反缓，正气即急。正气引邪，㖞僻不遂，邪在于络；肌肤不仁，在经，即重不胜邪。入腑，则不识人；入脏即难言，口吐涎。《千金》云：岐伯曰中风大法有四，一曰偏枯，半身不遂；二曰风痱，于身无痛，四肢不收；三曰风懿，奄忽不知人；四曰风痹，诸痹类风状。

证治 中腑者，面加五色。有表证着四肢，脉浮，恶风寒，拘急不仁。先以小续命汤加减，发其表，调以通圣散辛凉之剂。中脏者，唇吻不收，舌不转而失音，耳聋而目瞀，鼻不闻香臭。便秘宜三化汤通其滞，调以十全、四物。血虚有痰，半身不遂，涎潮昏塞，宜以四物、四君子，随气虚血虚加二陈汤，用之调以凉剂，导痰行气也，或权宜吐之。中经者，内无便溺之阻，外无留结之患，宜以大秦艽调之。手足拳挛，筋脉抽掣，中于风冷者，脉应弦急，治宜暖风之药，手足亸曳，四肢瘫缓，中于风热者也，脉应浮缓，宜凉风之剂。口目㖞斜乃风贼阳明胃土者也，有寒则急引颊移，口热则筋缓不收，偏于左则左寒而右热，偏于右则右寒而左热也。

小续命汤 治表。

麻黄 桂枝 芍药 甘草 人参 黄芩 防己 川芎 杏仁一两 防风两半 附子半两

无汗恶寒加麻黄、杏仁、防风；无汗身热加白虎；无汗身凉加姜、附；有汗恶风加桂枝、杏仁、芍药；有汗身热加葛、芩、桂；有汗无热加桂、附。

三化汤 治里。

厚朴 大黄 枳实

大秦艽汤 养血荣筋。

四物汤 秦艽三两 独活 羌活 甘草 防风 白芷 白术 茯苓一两 石膏二两 细辛半两

独圣散 吐涎潮。

瓜蒂一两，炒黄，末　茶末三钱

薤汁调下则吐。如风痫加全蝎；有虫加狗油、雄黄、芫花立吐，吐后须降火安神。

泻青丸 治风热，泻目安神。

川芎　当归　防风　羌活　栀子　龙胆　大黄

蜜丸，竹叶汤下。

通圣散

泻青去羌活、龙胆，加麻黄、薄荷、荆芥、芍药、芒硝、连翘、白术各半两，桔梗、黄芩、石膏各一两，甘草二两，滑石三两，姜煎。

二陈汤 加竹沥、姜汁治痰。气虚加四君子汤，血虚加四物汤。

中风有急中不省，口角流涎，喉中作声，脉浮缓者，先去其痰，后治风热，又次养血益阴。其证有不同者，皆风热涎潮，随其何脏有虚而袭之。如肝虚中风，脉应左关，面色青，诊在目，右胁偏痛，筋急头目瞤；心虚中风，脉应左寸，面色赤，诊在舌，不能言，不可转侧，呼怒叫；脾虚中风，脉应右关，面色黄，诊在唇，怠惰，不能饮食，嗜卧如醉；肺虚中风，脉应右寸，面色白，诊在鼻，喘逆面肿；肾虚中风，脉应左尺，面色黑，诊在耳，面庞然浮肿，腰脊痛；胃虚中风，脉应人迎，两关并浮而大，饮食不下，腹胀，食寒则泄，喎斜不随邪中，心肺涎潮，逼塞。四肢纵缓，以风散涎注于关节，气不能行，故四肢不遂；舌强不能言，以风入心脾，涎中之；口噤不能言，以风冷客滞心肺，涎塞也；四肢拘挛，以风冷邪气中肝脏，使筋挛也。风柔，以热风中肝脏，使筋缓也。

不治证：脉急而大数者死。鼻下赤黑相间，吐沫身直者死。汗出不流如珠与汗出不止，呼吸有声者死。口如鱼口，气粗面红者死。口开目开手散，声如鼾死。发直口吐沫，膈满咽如锯，喘息摇头者死。昼恶寒夜烦躁者死。

中风寒一如中风，止牙车紧不动为异。中风湿一如中风证，止兼胀满身重，便利不禁。中寒手足挛急疼痛，四肢冷，口噤失音，吐沫，挟风则晕眩，兼湿则肿疼也。中湿腹胀，四肢关节疼痛，久则浮肿，挟风眩晕、呕吐，兼寒则挛拳掣痛，脉沉而细，微缓。中风暑一如中风，止四肢缓弱。中寒湿湿寒二证相兼。中暑湿一如中风，手足弹曳，入浴晕倒，骨解。中气一如中风，于七情中发，宜顺其气，脉沉浮大，法风浮而气沉也。中痰素有蓄痰，随气上厥。中尸口开目直，手撒形脱者死，脉紧而急者死，坚而细者死，强而数者死。中恶如醉如狂，乃心气虚有恐，治宜镇神以降火，唇青身冷脉小者死。

筋急者肝中风、肝中寒、筋实热、筋虚。转筋者筋虚。关节痛筋寒、肝寒。脚心痛筋实热。伤血不能养筋，故为拘挛；湿伤筋不能束骨，故为痿弱。十指甲痛筋虚，十指甲卷是血少不能养筋。曲蜷不伸肝中风。喑不言心中风、中湿、痹痓。舌卷囊缩肝中寒筋虚。头目瞤动，肝中风。皮肉瞤动，脾中风。四肢关节疼有中风、中寒、中湿，肝虚有留饮，历节脚气有虚。身体疼有溢饮虚寒搏之，有湿伤血也，亦有血虚而痛也。

中暑暑风

脉　虚则身热，或浮自汗自汗者火动而散故也。

因　夏火大热，损伤肺金元气，其感有二：动而得之，乃辛苦之人动而火胜，热伤气也，脉洪而大；静而得之，乃安乐之人静而湿胜，火胜金位，脉沉而实。

证治 暑喜归心，入心则噎塞昏不知人，入肝则眩晕，入肺则喘满，痿躄，入脾则昏睡不觉，入肾则消渴。病则怠惰嗜卧，精神不足，两脚痿弱，头痛恶热，大渴引饮，大汗。

因动而中，白虎加人参汤主之。头痛恶寒拘急，肢节疼，大热无汗。因静而中大顺散，白虎加苍术。有阴胜阳之极，甚则传肾肝为痿厥，清暑益气汤主之。

凡中暍死。切忌与冷水、凉处，须沃以汤，宜黄龙丸主之。心虚伤暑，身热头痛，烦闷而渴，五苓散主之。肺虚伤暑，身热烦闷而喘，白虎主之。脾虚伤暑则为痎疟，常山饮主之。黄连香薷汤治暑身热，挟痰加半夏，虚加人参、黄芪。清暑益气汤治暑伤金虚甚者。玉龙丸曾用治暑。油炒半夏生姜汁丸治暑伤生痰。补中益气汤治注夏。

淡渗二苓汤 治春夏之交病似伤寒，自汗，体重痛难转侧，此名中湿。

泽泻一两 滑石二两 茯苓 猪苓 白术各半两

不治证 四日之外，谵语，口干，潮热，失视，失溲者死。

暑风

挟火，挟痰实者，可用吐法。

玉龙丸 治暑泄泻或二便秘。

焰硝 明矾 滑石 硫黄各一两 白面六两

上为细末，水丸，水下。

卒 尸

脉 寸口沉大而滑沉者实，滑则气，实气相搏，入脏则死，入腑则愈。唇青身冷为入脏，死；身温和，汗自出为入腑，愈。紧而急者为遁尸。厥，呼之不应，脉绝者死，脉当大反小者死。

因 心气虚，有恐；精神不全，有热。遂为邪鬼所击，其证万端，如醉如狂，世所谓冲恶是也。因风寒暑湿不正之气中人之虚，而卒然昏倒，自依风寒暑湿中之治法治之。又痰随气所使亦然，难以中恶同论，病有似像，宜消息之。

证 冲恶之病，卒心腹胀满，吐利不行，如干霍乱，或骂詈妄谈，如醉如狂，登高悲泣，呻吟不欲见人。

治 宜镇心神以降火。

还魂丹 治中恶已死。

麻黄三两 桂二两 杏仁一百二十粒

煎服。

桃奴丸 治心气有热，尸疰，魇梦，惊痫。

桃奴七个，另研 辰砂半两，另研 桃仁十四个，另研 玳瑁镑，一两 牛黄一钱，另研 龙脑一钱，另研 麝一钱，另研 雄黄桃叶煮水飞 琥珀另研，各三钱 黑犀石上水磨，半两 安息香一两，以无灰酒研，飞去土

银器中入桃仁、琥珀，熬成膏，上末和入，煎膏丸如鸡头大，阴干，参汤下。

苏合香丸可服。李用参膏大补。

魇死。用半夏研极细末吹鼻中。

厥

脉 沉微而不数，谓之寒厥；沉伏而必数，谓之热厥。

因 因虚，因痰，因热。

证 厥当分二种，次分五脏。寒厥，为手足寒也，阴气胜则寒。其由乃恃壮纵欲于秋冬之时，则阳夺于内，精气下溢，

邪气上行，阳衰精竭，阴气独行，故为寒厥。热厥，为手足热也，阳气胜则热。其由乃醉饱入房，气聚于脾胃，阴虚阳气入则胃不和，胃不和则精竭，精气竭则四肢不荣，酒气与谷气相搏，则内热而溺赤，肾气衰，阳独胜，故为热厥。厥，亦有腹暴满不知人者，或一二日稍知人者，或卒然闷乱者，皆因邪气乱，阳气逆，是少阴肾脉不至也。肾气衰少，精血奔逸，使气促迫，上入胸膈，宗气反结心下，阳气退下，热归股腹，与阴相助，令身不仁。又五络皆会于耳，五络俱绝，则令人身脉皆动，而形体皆无所知，其状如尸，故曰尸厥。正由脏气相刑，或与外邪相忤，则气郁不行，闭于经络，诸脉伏匿，昏不知人。厥有痰厥，如拽锯声在咽中，为痰厥；手足搐搦为风厥；因醉而得为酒厥；暴怒而得为气厥；骨枯爪痛为骨厥；身直如椽为骭厥；喘而狂走为阳明厥，此皆气逆之所为也。

治　李法：痰用白术、竹沥，热用承气下之，气虚补气四君子，血虚补血四物汤。

张法：降心火，益肾水。通血和气，必先涌之。

痿

脉　浮而大浮虚大热。滑而大滑痰大虚。洪而缓洪热缓虚。

因　肾水不能胜心火，火上烁肺金，六叶皆焦，皮毛虚弱，急而薄着，则生痿躄。皆因贪欲好色之故，湿痰亦能为之。经论有由悲哀太甚，阳气内动，数溲血，大经空虚，热起于心，病则枢纽如折，不相提挈，名曰脉痿。有思想无穷，入房太甚，宗筋弛纵，热入于肝，病则筋急而爪枯，名曰筋痿。有由湿地，以水为事，热生于脾，病则胃干而渴，肌肉不仁，名曰肉痿。有因远行劳倦，遇大热而渴，阳气内乏，热舍于肾，病则腰脊不举，骨枯而髓减，名曰骨痿。然此皆热①熏于肺之为也。经曰：若衰火之炎，痿躄则愈。

证 面黄身热肌瘦，往来寒热，涎嗽喘满，面浮力弱而不用者为痿。外有痿即嗽风也。柔风脚弱，病同而证各异。

治 治法独取阳明。阳明者，胃脉也，五脏六腑之海，主润宗筋，宗筋主束骨而利机关也，故阳明虚而然。宜降火补虚。

张以黄连解毒汤加当归等剂治。李以甘寒泻火，苦寒泻湿热，四君子补阳明虚，清暑益气汤治暑热成之。湿痰之为病，宜二陈汤加术、苓、柏治之。

清暑益气汤 治热伤肺，气虚成痿。

黄芪一钱，汗少减半。暑邪干卫，身热自汗，甘温补之，为君 人参五分，救火伤气 白术五分，安胃气 苍术一钱，除湿 升麻一钱，苦甘平，解肌热，风胜湿也 甘草炙，三分，益气 干葛二钱，同升麻功 五味九个，酸寒，救暑伤金 当归三钱，养血 泽泻五分，渗湿 陈皮五分，助胃 神曲五分，消食去痞 麦门冬三钱，同五味子 青皮三分半，同神曲 黄檗三钱，补水泻火 知母一钱，救水 黄芩一钱，救金

健步丸 治湿热成痿。

羌活 防风 柴胡 滑石 甘草炙 泽泻 瓜蒌根酒洗，各五分 防己酒制，一两 川乌 苦参 桂一钱

愈风汤下。

秘方

气虚，四君子加苍白术、苓、柏，痰加竹沥。血虚，四物

① 热：原作“无”，据《脉因证治》改。

加苍白术、黄檗下补阴丸。湿痰，二陈加苍术、白术、芩、柏、竹沥。

论瘖痱乃肾虚也，舌不语肾脉夹舌本，肾气厥不至，足不行肾气不顺。

痹

脉 沉微涩。迟则寒，数则热，浮则风，濡则湿，滑则虚。治法各随其宜。

因 风、寒、湿三气合而成之。寒气胜者为痛痹寒则阴受之，故痛而夜剧。湿气胜者为着痹湿则肌肉筋脉着而不去。风气胜者为行痹风则阳受之，故走注行而旦剧。

证 作于阴雨之时及三九月太阳寒水用事之时，麻木不仁，或仁、不仁，或痛、不痛，或筋屈而不伸，或引而不缩，寒则虫行，热则纵缓，不相乱也。皮痹不已而成肉痹，肉痹不已而成脉痹，脉痹不已而成筋痹，筋痹不已而成骨痹，久而不已，内舍其合，难治矣。

《痹论》中议痹，乃三气皆可客于五脏，其风寒湿乘虚而客之故也。其客于心，则烦心、上气、嗌干、恐噫、厥胀是也。其客于肺，使人烦满喘而吐。其客于肝，多饮数溲，小腹痛如怀妊，夜卧则惊。其客于脾①，四肢懈堕，发咳呕沫，上为大塞②。其客于肾，善胀，尻以代踵，脊以代头。其客于肠，数饮而小便③不得，中气喘争，时发飧泄夫大肠乃传导，为冲和之气，

---

① 脾：原作“痹”，《脉因证治》同，但底本有修改为“脾”的痕迹，据文义改。

② 塞：原作“寒”，据《脉因证治》改。

③ 便：原无，据《脉因证治》补。

乘虚客之，而和气闭矣。水道不通，使糟粕不化，故喘争飧泄也。其客于胞，小腹膀胱，按之内痛。若沃以汤，小便涩，上为清涕夫三气客于胞中，则气不能化出，故胞漏，水道不通，随经出鼻窍。其客于血脉，随血脉流通上下，升降一身，谓之周痹。

华佗论痹，乃邪气合四时不正之气，感于脏腑所为。有气、血、筋、肉、骨之分。其气痹者，愁思喜怒，过则气结于上，久而不消则伤肺，生①气衰，邪气胜，留于上则胸腹痹而不能食，注于下则腰脚重而不能行，贯于舌而不能言，遗于肠而不能溺，壅则痛，流则麻，右寸脉沉而迟涩者是也。其血痹者，饮酒过多，怀热太甚，或寒折于经络，或湿犯于荣卫，因而血搏，渐成枯削失血之证，左寸脉结而不流利是也。其肉痹者，饮食不节，肥美之为病，肉不荣，肤不泽，则纹理疏，三气入之，则四肢缓而不收持，右关脉举按皆无力而涩也。其筋痹者，由叫怒无时，行举奔急，淫邪伤肝，肝②失其气，寒热客之，流入筋会，使筋急而不舒，左关脉弦急而数浮沉有力是也。其骨痹者，乃嗜欲伤于肾，气内消则不能关禁，邪气妄入，脉迟则寒，数则热，浮则风，濡则湿，滑则虚，治法各随其宜。

治　附子汤　治风寒湿痹。

附子炮，去皮脐　桂枝　白芍药　甘草　茯苓　人参各二钱　白术一两

行痹加麻黄桂枝汤；痛加附子姜茯汤；胞痹加四苓汤；肠痹加平胃散、茱萸、草豆蔻等。

戴人法：苦剂涌寒痰，次与淡剂。使白术除湿、茯苓养肾水、

---

① 生：《脉因证治》同，疑应作“正”。

② 肝：原无，据《脉因证治》补。

桂伐木、姜附寒胜则加。

忍冬藤膏　治五痹拘挛。

麻　木

因证　风湿热下陷入血分阴中，阳道不行，亦有痰在血分者，其证合目则浑身麻木。痒者，血不荣肌腠。

治　人参　黄芪二味能助阳道　当归行阴道　甘草　黄檗　白术　苍术　茯苓除湿热　升麻　柴胡　芍药

痰加二陈汤，治当活法。

破伤风

脉证　风则生热也。风袭于疮，传播经络，病如痓状，治同伤寒。脉浮无力，表之太阳也，汗之而愈；脉长有力，阳明也，下之而愈；脉浮而弦，少阳也，和解之；大便秘，小便赤，汗不止，病在里，可速下之；脉沉在里，承气下之。

治　背后搐者，羌活、独活、防风、甘草；向前搐者，升麻、白芷、独活、防风、甘草；两旁搐者，柴胡、防风、甘草；右搐加白芷。

疠　风

证治　血热凝结，其气不清，上体先见多者气受之，下体先见多者血受之。宜醉仙散、再造散、桦皮散、七圣、七宣辈大下之。

大风方　任意加减。

防风　白芷　荆芥　川芎　羌活　凌霄花　何首乌　仙灵

苍耳　皂角　苦参　当归　石菖蒲　白花蛇　乌蛇　僵蚕　全蝎　雄黄　大黄　桃仁　梧桐泪　苏方木　虻虫　水蛭　红花

肺　风

证治　皮燥开拆，血出，大痛，乃肺热生风也。

苦参　皂角　蛇肉　荆芥　黄芩

冷　丹

证治　血风也，血热也，痰血相搏也。

通圣散、消风散，通治血风、血热也。

蝉蜕　僵蚕　荆芥　南星

治痰血相搏，又用吐法。

痛　风

证治　血久得热，感寒冒湿，不得运行，所以作痛，夜则痛甚，行于阴也，亦有血虚痰逐经络，上下作痛。

四物汤

桃仁　牛膝　陈皮　黄芩　甘草　白芷　草龙胆

在上属风加羌活、威灵仙二倍，桂枝一倍；在下属湿加牛膝、防己、木通、黄檗二倍；气虚加人参、白术、败龟板；有痰多加南星；血虚加川芎、当归，佐以桃仁、红花。

历节风

因证　疼痛不可屈伸，身体魁瘰肿如脱、痛如掣，流注骨节，自汗，短气，头眩欲吐。由风湿寒相搏而成，痛者寒多，肿者湿多，黄汗出历节者风多。历节风痛走注不定。痛风有旦定而夜甚。鹤膝风、膝上痹或痛不痛，筋动难或仁不仁。饮痹往来如历节风。白虎飞尸痛，浅按之便静。附骨疽痛，深按之无益。

治 法当养阴、行湿、淡薄滋味，气虚补气，血虚补血。若脉中有风脉见者，先行风，后服生血调气之药，宜静保养而安。

痓

因 血气内虚，四气外袭。因湿，诸痓项强皆属于湿寒湿同性，故湿可伤太阳。《三因》论状，身热足寒，头疼，项强急，恶寒时头面热赤，独头动摇，卒噤，角弓反张，皆因血虚筋无所养，邪因入之故。寒则紧缩，热则弛张，风则弦急，湿则胀缓。又有因疮口未合，风入之为破伤风，湿入之为破伤湿。与痓但争头强项急，余并相似。又有因下过多，又有产后怒气致此病者。项强亦有痰者。

证 有汗而不恶寒，名柔痓；无汗口噤脚挛，名刚痓。

治 宜流湿祛风缓表而安。详有无汗而药之。柔痓，葛根加桂汤；刚痓，大承气汤下之有表证可用，葛根汤汗之有表证可用。

伤 寒

脉 阳浮而阴弱，谓之伤风邪在六经俱强①，加之风伤阳，故浮虚。阳浮，卫中风也；阴弱，荣气弱也。

脉浮紧而无汗，谓之伤寒寒伤荣，荣实则卫虚。寒伤阴，故牢坚。阳紧，邪在上焦，主欲呕；阴紧，邪在下焦，必欲利。

---

① 强：原作“弦”，据《脉因证治》改。

脉浮，头项痛，腰脊强，病在太阳。脉长，身热，目疼，鼻干，病在阳明。脉弦，胸胁痛而耳聋，病在少阳。脉俱细，嗌干腹满，邪在太阴。脉俱沉，口燥舌干，邪在少阴。脉俱微缓，烦满囊缩，邪在厥阴。脉阴阳俱盛，重感于寒而紧涩，变为温疟阴阳俱盛，伤寒之脉也，前病热未已，后寒复感。脉阳浮滑，阴濡弱，更遇于风乘，变为风温阳浮而滑，阴濡而弱，皆风脉也，前热未歇，风来乘热。脉阳洪数，阴实大，遇温①热两合，变为温毒洪数、实大皆热，两热相合。脉阳濡阴弱而阴弦紧，更遇温气，变为温疫。

病发热，脉沉而细，表得太阳，名曰痓。病太阳，关节疼痛而烦，脉沉细，名曰湿痹。病太阳，身热疼痛，脉微弱、弦芤，名曰中暍。若发汗已，身灼然热，名曰风温风温为病，脉阴阳俱浮，自汗出，身重多眠，睡鼾，语难，小便不利，更被其下；若被火者，微发黄色，剧者则惊痫时瘈疭；若火重则死矣。脉沉细而疾，身冷四肢冷，烦躁不欲饮水，狂闷，名曰阳厥。伤寒热盛，脉浮大者生，沉小者死。已汗，沉小者生，浮大者死。脉有神，不问数极迟败，当中有力，即有神焉。神者，血气之先也。温病二三日，体热，腹满，头痛，食饮如故，脉直而疾者，八日死。温病四五日，头痛，腹满而吐，脉来细强者，十二日死。温病八九日，头身不疼，目不赤，色不变，而反利，脉来牒牒，按之不强手，时大，心下坚，十七日死。温病汗不出，出不至足者死。厥逆汗出，坚脉强急者生，虚缓者死。温病下痢，腹中痛甚者死。热病七八日，当汗反下，脉绝者死。热病得汗，脉躁者死，来转大者死。厥逆，呼不应，脉绝者死。阳厥有力者生，阴厥按

---

① 温：《脉因证治》作“湿”。

之大者生。热病七八日，脉不躁不数，后三日有汗，不汗四日死。热病脉涩小疾，腹满䐜胀，身热不得大小便，死。热病脉浮大绝而短气。大衄不止，腹中痛死。热病脉绝动疾，便血，夺形肉，身热甚死。热病脉小咳喘，眩悸，夺形肉，身热死。热病腹胀便血，脉大时时小绝，汗出而喘，口干，视不见，死。热病脉转小，身热甚，咳而便血，目陷，妄言，循衣缝，躁扰不卧，死。热病呕血，喘咳烦满，身黄，腹鼓胀，泄不止，脉绝死。热病瘈疭狂走，不能食，腹满，胸痛引腰脊，呕血死。脉浮而洪邪气盛也，身体如油正气脱也。喘而不休，水浆不下胃气尽也。体麻不仁营卫不行，乍静乍乱正邪争也，故为命绝①也。

热病喘逆咳吐血，手足腹肿，面黄，振栗不言，名肺绝，死丁日死，后仿此。热病头痛，呕宿汁，呕逆吐血，水浆不入，狂妄，腹大满，名脾绝，死。热病烦满骨痛，嗌肿不可咽，欲咳不能咳，歌哭而笑，名心绝，死。热病僵卧，足不安地，呕血，血妄，血崩，遗屎溺，名肝绝，死。热病喘悸吐逆，骨痛短气，目视不明，汗如珠，肾绝，死。

太阳病，脉反躁盛，是阴阳交，死。得汗，脉静者生。少阴病，恶寒而蜷，下痢，手足逆者死。又吐痢躁逆者死。少阴病，四逆，恶寒而蜷，其脉不至，不烦而躁者死。少阴，下痢，止而眩，时时自冒者死。又七八日息高者死。少阴病，脉微沉细，但欲卧，汗出不烦，自欲吐，五六日自痢烦躁者，不得卧寐者死。若痢止，恶寒而蜷，手足温者，可治。少阴病，下痢止，厥逆，无脉而烦，服汤药其脉暴出者死，微细缓者生。伤寒下利，厥逆，躁不得卧者死，下痢至厥不止者死。伤寒厥逆

① 绝：原无，据《脉因证治》补。

六七日不利，便发热而利者生，汗出利不止者死有阴无阳故也。伤寒五六日，不结胸，腹濡脉虚，复厥者不可下，下之亡血死。热病不知所痛，不能自收，口干，阳热甚，阴颇有寒，热在骨髓死。热病在肾，渴，口干，舌焦黄赤，日夜饮不止，腹大胀尚饮，目无精光死。伤寒咳逆上气，其脉散者死，谓其形损故也。伤寒下痢，日十余行，脉反实者死。病者胁下素有痞，而下在脐旁，痛引小腹，入阴挟阴筋，为脏结，死。结胸证悉具而躁者死。直视谵语，喘满者死。若下痢亦死。

因　房劳辛苦之过，腠理开泄，少阴不藏，触冒冬时杀厉之气，严寒之毒，中而即病，曰伤寒。不即病，寒毒藏于肌肤之间，至春变为温病，至夏变为热病皆肾水涸，春木无以发生故也。皆热不得发泄，郁于内，遇感而发，虽曰伤寒，实是不同。春为温疫，夏为暑热及飧泄，秋为痎疟，冬生咳嗽，皆因感四时不正之气，今人总名曰伤寒而施治之，实坏仲景立法之本意也。

证治　自外而入，内传经络。

太阳证，头疼①，发热恶寒，腰脊强，脉浮而紧，无汗，谓之伤风，可汗，宜麻黄汤。脉浮缓自汗，谓之伤风，宜桂枝汤。忌利小便、重汗、下大便。

阳明证，身热，目疼，鼻干，不得卧，不恶风寒而自汗，尺寸脉俱长，宜白虎汤。脉浮沉按之有力，宜大承气汤胃，血也，不宜汗、利。忌汗、利小便。

少阳证，往来寒热，胸胁痛而呕，耳聋，脉弦，宜和解之，小柴胡汤胆无出入水火之间。忌汗，忌利大小便下犯太阳，汗利犯阳明，汗利下皆不可。

---

① 疼：原无，据《脉因证治》补。

太阴证，腹满咽干，手足自温，自利不渴，时腹痛，脉沉细，其脏寒，宜四逆汤。脉浮可汗，宜桂枝汤又大实痛，可下，用详。忌三法，宜三法用详。

少阴证，口噤，舌干而渴，脉沉实，宜大承气。脉沉细迟者，宜温之，四逆汤。身凉，脉沉细而虚，宜泻心汤。身热而烦躁不宁，大小便自利，脉浮洪无力，按之全无，宜附子泻心汤。其吐泻不渴，脉微弱，理中汤主之。渴而脉沉有力而疾，宜五苓散。少阴证，脉沉发热，当汗，麻黄细辛附子汤。少阴证，下痢色不青，当温；色青口燥，当下。脉弱忌下；干燥忌汗。

厥阴证，烦满而囊缩，大小便不通，发热引饮，腹满，脉俱微沉实，按之有力，当下；无力，当温厥阴乃两阴交尽，曰厥阴，为生化之源，喜温而恶清。大抵三阴非胃实不可下，此三阴无传经，止胃实可下也。

太阳，标本不同，标热太阳发热，本寒膀胱恶寒，故宜汗。阳明，从中气，标阳肌热，本实妄语，标阳故宜解肌，本实故宜下。少阳，标阳发热本火恶寒，前有阳明，后有太阴，故宜和解。太阴，标阴本湿腹胀满，或嗌干，身目黄，从本治宜泄满下湿。少阴，标阴爪甲青，身冷本热脉沉实，舌干渴，标宜温，本宜下。厥阴，中气宜温烦满囊缩，故为热，宜苦辛下之。

麻黄、桂枝之辈，汗而发之。葛根、升麻之属，因其轻而扬之。承气、陷胸之辈，引而竭之。泻心、十枣之类，中满而泄之。在表宜汗，在里宜下，在半表半里宜和。表多里少，和而少汗之；里多表少，和而微下之。在上者吐之，中气与脉微者温之，脉亦同法，又当求本假令腹痛，用桂枝芍药汤，何不只用芍药，却用桂枝汤内加之。要知从太阳中来，故太阳为本。又如结胸，麻黄亦然也。

刘法，分病及脉，以五脏言之，诸在皮者，汗之，麻黄汤内加表之；在内者，下之，麻辛附子汤内加下之此言脏者五脏也，通经入脏，物之藏者，腑也，方可也。麻黄汤，治外证之外；麻黄细辛附子汤，治内证之外。得肝脉外证，善洁面青，善怒脉弦，前方加羌活、防风三钱；内证满秘便难，淋溲转筋，脉沉而弦，后方同前。心脉外证，面赤，口干，善笑，脉浮而洪，前方加芩、石膏各三钱；内证，烦心心痛，掌中热而哕，脉沉，后方加同前。肺脉外证，面白善嚏，悲愁欲哭，脉浮而涩，前方加姜、桂各三钱；内证，喘咳，洒淅寒热，脉沉，后方加生姜、桂枝。脾脉外证，面黄，善噫，善思味，脉浮而缓，前加白术、防己；内证，腹胀满，食不消，怠惰，脉沉，后方同前。肾脉外证，面黑善恐，脉浮，前方加附子、生姜；内证，泄如，下重胫寒，脉沉，后方加同前。已前外证，皆表之表，汗而发之，内证者，里之表也，渍形以汗，如脉沉，复有里证里证为发热引饮，便利赤涩，泄下赤水，或秘，按之内痛，此为里证。宜速下之，依方加大黄三钱，如邪未尽，复加大黄二钱。

刘、张又相继论，人多劳役饥饱者，得之火化火①扰，治之宜以辛凉，比及年少性急劳役，岂非火乎？迟脉，年老之人可以辛温解之，可制双解散，治诸伤寒时气在表里，皆服之。表里证有相似，药不可差伤寒表证，发热恶寒而渴，独头痛身热，目疼鼻干，不得卧，乃阳明经病也，白虎汤主之。杂病里证亦同，但目赤者，脏病也，脉亦洪大，甚则呕血，先有形也，乃手太阴肺不足，不能管领阳气，宜以枸杞、地黄等。补泻当察虚实假如洪弦相杂，洪客也，弦主也，子能

① 火：原作“大”，据《脉因证治》改。

令母实，又脉弦无表证，是东方实西方虚也。又前来者为实邪，依此补泻，余仿此行之。

表汗，通圣散、双解散。半表半里，凉膈散、柴胡汤。里下右手实承气，左手实抵当。不分浮沉，但实可下。气血主三承气。温，四逆汤、真武汤。解痢，五苓散、甘露饮、解毒汤、白虎汤。发黄，栀子汤、茵陈汤。

伤寒得伤风脉，伤风得伤寒脉假如太阳证，得头身热，自汗，恶风，脉弦当缓而反紧，伤风得伤寒也。余以例推之，桂枝麻黄各半汤、羌活汤尤妙。

吐，**瓜蒂散**

瓜蒂　赤小豆　豆豉汤一钱。

结胸脉浮大者不可下，下之死，**大陷胸汤**

半夏　黄连　姜　瓜蒌实

大陷胸丸

大黄五钱　苦葶苈炒，三钱　芒硝一钱　杏仁十二个，炒

上为细末，将杏仁、芒硝研如脂，作丸如弹子大。每服一丸，入甘遂末三字、蜜半匙，水煎至半，温服。

六经余证

太阳：痓汗多，热痢误下变证。

阳明：烦躁火入于肺烦也，火入于肾躁也，栀子豉汤。宿食加大黄。狂谵实热，发斑胃火，呕吐哕。

少阳：潮热有平旦、日晡之分，见前。

太阴：腹痛有部分同杂证治。痞有虚实。实便秘，朴、实；虚便利，芍。

少阴：心惊悸见杂证，吐泻同霍乱证治。咽喉热，甘草；寒，桔梗，寒热合方。下痢色青下，不青温。咳逆阴消阳逆，或兼以舌挛，语言

不正，昏冒[1]咽痛，大承气。

厥阴[2]：**羌活汤** 解利伤寒，不问何经，并两感伤寒。出刘。

羌活二两 防风 川芎 甘草炙 黄芩 地黄各一两 细辛二钱半 白术二两

身热加石膏四钱，腹痛加芍药三钱，往来寒热加柴胡一两、半夏五钱，心下痞加枳实一钱，里证加大黄三钱，邪尽止之。

治疫

麻黄一两 甘草一两五钱 石膏 滑石 黄芩各二两 白术四两

煎服，表汗。

解痢：**大羌活汤** 治两感伤寒。出李。

防风 羌活 独活 防己 甘草炙 黄芩 黄连 苍术 白术 川芎 细辛各三钱 知母 生地黄各一两 白芷阳明加之

双解散，混解不问风寒出张，李、刘皆用。

栀子豉汤出李。

消毒饮子 治疫时毒。

黄芩 黄连各半两 连翘一钱 人参 陈皮 桔梗 玄参各三钱 甘草 黍粘子 板蓝根 马勃 僵蚕一钱 升麻七钱 柴胡五钱 薄荷 川芎五钱 大黄便硬加之

水煎服。

伤寒中寒说：伤寒为外寒郁内热，伤寒面惨而不舒，恶寒不恶风；中寒为乘其肤腠，不分经络，疏豁一身，无热可发，温补自安，此胃气之大虚也。

---

① 冒：原作“胃”，据《脉因证治》改。

② 厥阴：原作“阴厥”，据《脉因证治》及前后文改。

风湿不可下论

春夏之交，病如伤寒，自汗，肢体重痛，转侧难，小便不利，此名风湿，非伤寒也。因阴雨卑湿，或引饮，多有此证，宜多与五苓散，切忌汗、下。

四证类伤寒：伤食右手紧盛，痞满。脚气如伤寒证，但病起于脚胯耳。痰证呕逆头痛，脉浮而滑，痞满。虚烦不恶寒，不头痛身疼。

阳毒，身重腰脊痛，狂言，或吐血下痢，脉浮大数，喉咽痛，吐血，面赤如锦纹，五六日可治。

阴毒，身重背强，腹中绞痛，咽喉不利，毒气攻心，心下坚，呕逆，唇青面黑，四肢冷，脉沉细紧数，身如被打，五六日可治。

阴盛格阳，目赤烦躁，不渴或渴不欲水，脉七八至，按之不鼓，姜附汤主之。

阳盛拒阴，身表凉疼痛，四肢冷，诸阴证，脉沉数而有力，承气汤主之。

阳厥极深，或时郑声，指甲面色青黑，势困。脉附骨取之有，按之无。因阳气怫郁，不得营运于四肢，以致身冷。先凉膈养阴退阳，以待心胸微暖，可承气下之。

阴证，身静，语无声，气难布息，目睛不了了，鼻中呼不出吸不入，口鼻中气冷，水浆不入，二便不禁，面上恶寒，如有刀刺。

阳证，身动，轻语有声，目睛了了，鼻中呼吸出入能往能来，口鼻气热。

伤风，气出粗，合口不开，面光而不惨，恶风不恶寒。

伤食，口无味，液不纳，息匀。

两感，一日太阳受之，即与少阴俱病，头痛口干，烦满而渴者。二日阳明受之，即与太阴俱病，腹满身热，不欲食，谵语。三日少阳受之，与厥阴俱病，烦满囊缩，水浆不入，不知人，六日死。

痓，太阳病，发热无汗，反恶寒者，名刚痓无汗为表实，恶寒为重感寒，名刚痓。太阳病，发热有汗，不恶寒者，为柔痓表虚感湿。其病身热足寒，颈项强急，恶寒，时头热，面赤，目脉赤，头摇，卒口噤，背反张。

中湿，见前脉，其病一身尽黄，头疼，头汗出，欲水而不能饮反欲近火。头汗乃邪搏诸阳，热不得越，津液上凑又见自汗条下。

手足汗，有热聚于胃则便硬，有寒则便溏，不能食，小便不利。烦躁，有热传于内胸中有热，关前脉洪数，宜解热。有虚因汗吐下虚，协余热，身不疼，脉不紧数，宜补。又初解，胃弱强食，胃脉浮洪。

苔，皆心经之热浅深也白而滑，乃邪在半表半里也；白而涩，热在里也；黄而干，热在胃也；黑者宜下。

哕皆胃疾，或寒，或妄下之虚。

厥手足冷，有寒有热先热而后厥者，热伏于内；先厥而后热者，阴退阳气复，始得之便厥，皆阳不足而阴胜也，所①主为寒。

谵语四证，伤寒谵语，属阳明经，乃胃有热，脉洪大者是，宜调胃承气汤。身不热，身困者，谓之郑声，病退人虚，脉和平，宜补。妇人经来，适邪气乘入于血海，左关脉数者，是小柴胡汤。有邪祟者，言语涉邪，颇有意思，脉状多变，与病相违也。

气喘七证，伤寒太阳证，下之微喘者，内虚外热故也，宜解其表。饮水过多，水停心下，胸膈满而喘者，宜利其小便。

---

① 所：原作“厥”，据《脉因证治》改。

病本无喘，因药下之，泻止而喘，其色已脱，不治。喘而噫者，不治。喘而鱼口者，不治。喘而目闭面黑者，不治。

目瞪四证，伤寒至目瞪不省人事，此中风痓证，以药开关吐痰，痰退眼开，观后证以治之。伤寒病已过经，疾退无热，人困不语，脉和目瞪，谓之戴阳，下虚故也。阳毒不解，热毒之气伏于太阳之经，故使目瞪，六脉弦劲，渐作鱼口，气粗者死。太阴痰潮，上灌七窍，两目瞪，与小儿惊风之类同，下痰则愈。舌卷唇焦，乃心肺热极，三焦津液不生，可治；舌卷卵缩者，厥阴绝也又云肝热。

厥逆迷闷三证，阴毒伤冷，四肢逆冷，心膈迷闷，默默思睡，脉沉伏者是。伤寒发汗下后，又战汗过多，人困身冷不动者，亡阳也。伤寒发未三日，身冷额汗，面赤心烦者，非阴毒证也，谓之阴胜格阳，阴气并于外，阳气伏于内，其脉沉数也。

咽干两证，少阳证，口苦咽干，乃胆热也，小柴胡。少阴证，口燥咽干，乃肾热津液不生，宜下。

恶寒三证，发热恶寒发于阳，脉浮数，宜麻黄、桂枝汗之。无热恶寒发于阴，脉沉细，宜四逆温里。发汗后反恶寒，气虚也，脉微弱，宜补虚，芍药附子甘草汤主之。

恶风三证，汗出而脉缓，宜桂枝加葛根汤，使遍身润。太阳病，发汗过多亡阳，胃虚恶风，当温其经，宜桂枝加附子汤。风湿相搏，骨节烦疼，不得屈伸，汗出恶风，不欲去衣，宜甘草附子汤。

汗后热并再伤八证，发汗后不入格，其病不解，宜再汗。发汗后，再伤风邪而热，宜重发汗；再伤风寒而热，随证当消息治之。汗后温温热，脉弦小而数者，有余热也，宜和解之。汗后温温热，脉静，身无痛处，虚热也，宜平补之。汗后温温热，或渴，或烦，或胸满，或腹急，有里证，宜下之，脉必沉数。劳力而再热，平解劳倦，宜柴胡鳖甲散。过食而热者，宜消化其食也。

中暍，夏月发热恶寒，小便已洒然毛耸，脉弦细而芤迟，宜白虎人参汤，忌汗下。

中暑，背寒面垢，手足微冷，烦躁引饮，四肢不疼，脉虚，宜五苓散、白虎汤。

中温，冬月冒寒，至春夏再感乖常之气。

风湿，先伤风后伤湿。头痛，自汗，体重，息如喘，但默默欲眠，尺寸俱浮风湿之脉当浮。风温同证。

湿温，先伤湿后伤暑，是为湿温。

温毒，汗吐下，表未解，毒邪入脏，身有斑，阳洪数、阴实大之脉也。

温疫，众人病一般，脉阳濡弱、阴弦紧。

潮热，申酉时也，胃实宜下。寒热相继在他时。太阳病，热在寅卯。少阳病，热在巳午。

汗自出，太阳经自汗，营弱卫强也。中风，太阳脉缓。风湿，脉沉而细。风温，身重多睡，脉浮缓也与风湿同证。少阴，咽痛，四肢拘急疼，厥逆自汗，亡阳也。太阳，亡阳自汗。柔痓同前痓下。

除中者死，伤寒六七日①，脉迟下痢而热，今与黄芩汤撤其热，腹中恶冷，当不能食，今反能食，名曰除中。脾经受邪则下痢而热，今与黄芩，邪热未去而胃气先去。

禁忌，厥阴心痛发斑，不欲食，食则吐蛔，下之则痢不止。

---

① 日：原无，据《脉因证治》补。

四肢厥逆，不可下。五六日不结胸，腹满脉虚，复厥者，不可下。当下反必汗，口烂。

少阴脉沉细数，病在里，忌汗；微者，忌汗；尺弱涩者，复不可下之。

太阴腹满，吐，食不下，自痢，时腹自痛，忌下。下之，胸下结硬。脉弱，自便痢，虽用下，宜减之。

少阳不可汗，忌利小便，忌利大便，犯之各随上下前后，本变及中变诸变例。

太阳小便不利，不可利之，利之邪气入里不能解。咽干，淋衄，小便不利，曾汗不可汗，表在不可下，下之动血。误犯之成结胸痞气，汗之成血蓄于胸中，当汗而下之，成协热利。

太阳证一下有八变：脉浮者必结胸，紧者必咽痛，弦者必两胁拘急，浮滑者必下血，细数者头痛不止，沉紧必欲呕，沉滑者必热利。

阳明证不当发汗，发汗成蓄血，上焦为衄。不当下，下之血蓄下焦发狂。有年夏患时热狂妄，服附者愈，服寒凉者死。

足太阳未渴，小便清者禁利；咽干禁汗，汗之成蓄血；禁下太早；已渴五苓散；谵语潮热大渴宜下；便黄迟宜利。

足阳明禁汗，禁利小便，腹满宜下。

足少阳三禁，胃实可下。足太阴禁下。足少阴脉沉，口燥咽干而渴，禁汗，脉涩而弱，禁下。三阴非胃实不可下。

治三焦便有胆少阳经，作风治不宜汗、下、利小便。

治心便有肾少阴，故本热标寒，故脉沉细按之洪大，用承气，酒制热饮是也。

治膀胱便有少阳太阳，故本寒标阳，故脉紧数，按之不鼓而空虚，用姜、附，寒饮顿服。

治肺便有脾太阴，故塞因塞用，大黄、枳实下之。

治阳明纯阳大肠，喜清恶热，当以凉治热，胃喜热恶寒，当以热治寒。

治厥阴纯阴肝，宜清恶热，当以凉治热，包络亦然。

许学士解利外感：伤风者，恶风用防风二钱、甘草、麻黄一钱；头痛加川芎；项背腰痛加羌活；身重加苍术；肢节痛加羌活；目痛，鼻干及痛加升麻；或干呕、或寒热，或胁下痛加柴胡。伤寒者，恶寒麻黄二钱、防风、甘草一钱，头沉闷加羌活一钱。凡治伤寒，以甘草为君，防风、白术为佐，是寒宜甘用发散也，看他证加减。伤风以防风为君，甘草、白术为佐，是风宜辛用发散也。其伤寒表证，以石膏、滑石、知母、甘草、葱、豉之类汗出即解；如热在半表半里，与小柴胡汗出而愈；热甚，大柴胡下之；更甚，小承气；里热甚，大承气。发狂者，茵陈蒿汤下之。结胸者，陷胸汤下之。

内伤，见于右手。内伤躁作寒已，寒作躁已，不相并，但有间，且晡时必减，乃胃气得令；潮作之时，精神困倦，乃真气不足。外伤，见于左手。外伤但无间耳，晡时必作剧，乃气盛；潮作之时，精神有余，乃邪气胜。寒邪不能食。表虚不作表虚治，或劳役于凉处解衣，或阴处新浴，表虚为风寒所遏，切不可妄解表。

大头肿痛附蛤蟆瘟

因 阳明邪热大甚，故资实少阳相火而为之也。湿热为肿或为痛明矣。治之当视其肿势在何部分，随经而取治之，此天行之病也。

治 黄芩炒 黄连炒 甘草 大黄煨 黍粘子炒 芒硝

阳明渴加石膏；少阳渴加瓜蒌根；阳明行经，升麻、芍药、葛根、甘草；太阳行经，羌活、防风。

蛤蟆瘟

因 风热。

治 **解毒丸**下之。

侧柏叶自然汁调蚯蚓粪敷烧灰大妙。车前草叶汁服之尤佳。丁香尖、附子尖、南星，醋磨敷皆可。五叶藤汁敷亦可。

霍 乱

脉 脉微涩或代或伏。滑者为霍乱，大者生，微迟者死，脉洪者热。脉弦者、滑者，膈有宿食，身却不热，脉细者死，弦甚者死。

因 其气有三：一曰火，二曰风，三曰湿。乘胃之虚，吐为热也，邪在上焦则吐、下焦则泻、中焦则吐，且利吐为暍热也。泻为湿也，风胜则动，故转筋也，或因大渴而饮，或饥而饱甚，伤损胃气，阴阳交争而不和，此为急病也，不死。

证 其状心腹卒痛，呕吐下利，憎寒发热，头痛眩晕，先心痛则先吐，先腹痛则先下，心腹俱痛吐利并作，甚则转筋入腹则死，不然则吐泻。

干霍乱者，心腹胀满，绞刺痛，欲吐不吐，欲利不利，须臾即死，以盐汤大吐之佳。

外有冲恶，病同而名异。

治

五苓散 治热多欲水关上脉洪者热也，宜解之。

理中丸 治寒多不欲水身不热者。

半夏汤 治霍乱转筋吐利不止身痛不止者宜加桂枝汤。

半夏曲　茯苓　陈皮　白术　薄桂　甘草

和解散　治霍乱干霍乱者，内有所积，外为邪气所遏，甚吐法吐之。

二陈汤　和解散

川芎　苍术　防风　白芷

瘟　病

证　众人病一般者是。

治　有三法：宜补，宜散，宜降。

方

大黄　黄芩　黄连　人参　桔梗　苍术　防风　滑石　香附　人中黄

神曲糊为丸，随证作汤送下。气虚宜四君子汤，血虚宜四物汤，痰宜二陈汤，热甚童便作汤送下。

春夏不服麻黄，秋冬不服桂枝，夏不服青龙，冬不服白虎。为医者当谨之。

疟

脉　疟脉自弦，弦数多热，风发也，弦迟多寒。弦小紧者可下之，弦迟者可温之，紧数者可汗之、灸之，浮大者可吐之，风发者以饮食消息止之。寒宜温之，风宜汗之，痰宜吐之。

因　夏暑舍于营卫之间，腠理不密，遇秋之风，玄府受之，复遇惨怆之寒风，闭而不出，舍于肠胃之外，与营卫并行，昼行于阳，夜行于阴，并则病作，离则病止。并于阳则热，并于阴则寒，浅则日作，深则间日，在气则早，在血则晏。因汗郁成痰，因虚弱阴阳相乘。外因从六淫有寒温瘅湿牝。寒则先寒后热，温则先热后寒，瘅则但热不寒，湿则身重骨节痛，牝则寒多不热。

内因脏气不和，郁结涎饮所致，有肝心脾肺肾之说见后。

不内外因，疫疟一岁之内大小相似，鬼疟梦寐不详，瘴疟乍有乍已，食疟因饮食得之，劳疟因疟得之，母疟有母块。

李论：夏伤于暑，秋为痎疟。暑者，季夏湿土，湿令不行则土亏矣，所胜妄行，木气太过，少阳旺也，所生者受病则肺金不足，不胜者侮之，水乘土之分者坤，坤在申，申为相火，水入土，即水火相干，则阴阳交作，肺金不足，洒淅恶寒。土虚少阳乘之，则为寒热。发于秋者，湿热则申①酉之分故也。

证治 先寒而热谓之寒疟，先热而寒谓之温疟，治之宜乎中也。中者少阳也，渴者燥胜也，不渴者湿胜也。又有得之于冬而发于暑，邪舍于肾足少阴也，有藏之于心，内热蓄于肺手太阴也。但热而不寒谓之瘅疟，足阳明也。在太阳经谓之风疟，宜汗之；阳明经谓之热疟，宜下之；少阳经谓之风热，宜和解之。此伤之浅也。在阴经则不分三经，谓之温疟，宜从太阴经论之，此伤之重者也。

太阳经头重腰痛，寒从背起，先寒后热，宜小柴胡、羌活地黄汤。少阳经心体解㑊，寒热不甚，恶见人，热多汗出甚，小柴胡汤。阳明经，先寒，久乃热，热大汗，喜见日月火乃快，宜桂枝二白虎一汤。少阴经，呕吐，闷，热多寒少，欲闭户而处，病难已，小柴胡加半夏汤。太阴经，好太息，不嗜食，多寒热，汗出，病至善呕乃衰，理中汤。厥阴经，小腹腰痛，小便不利，意恐惧，四物玄胡苦楝附子汤。

---

① 申：《脉因证治》作“卯”。

心疟，烦心甚，欲得清水，反寒多不甚热，宜桂枝黄芩汤。肺疟，心寒甚，热间，善惊如有见者，桂枝加芍药汤。肝疟，色苍苍然，太息，其状若死，通脉四逆汤。脾疟，寒则腹痛，热则肠鸣，鸣已汗出，小建中芍药甘草汤。胃疟，且病也，善饥不能食，食而肢满腹胀，理中丸汤主之。肾疟，腰脊痛，宛转便难，目眴然，手寒，桂枝加当归芍药汤。

经年不瘥，瘥后复热，热作，微劳力不能任，名曰劳疟。百药不瘥，结成癥癖在腹胁，名曰疟母。

治虽不同，疟得于暑，当以汗解，或汗不出，郁而成痰，宜以养胃化痰发汗，邪气得出，自然和也。虚则补之，脉洪数无力者是也。

羌活汤　治邪浅在表。

羌活　防风　甘草

恶寒有汗加桂枝，恶风无汗加麻黄，吐加半夏。

麻黄桂枝汤　治夜疟，此方散血中风寒。

麻黄一两　桂枝二钱　甘草三钱，炙　黄芩五钱　桃仁三十粒，去皮尖

邪气深而入血分，故夜。以桃仁缓肝散血中邪。

桂枝石膏汤　治邪深间日。

桂枝五钱　石膏　知母一两半　黄芩一两

汗出不愈，为内实外虚，寒热大作，必传入太阴，太阳阳明合病，加黄芪、芍药；寒热转大，太阳阳明少阳合病，加柴胡、半夏、人参、甘草。

藜芦散　治久疟欲吐不吐，宜吐之。

藜芦为末，温齑水调下半钱，以吐为度。

张法：白虎加参汤治先，小柴胡汤，五苓散，神佑丸治服前，

三方未效，次与之，承气汤治甚者，甘露散调之，人参柴胡饮子补之，常山饮吐之。

老疟丹　治老疟，系风暑入阴，在脏用血气。

川芎　台芎　桃仁　红花　当归　苍术　白术　白芷　黄檗　甘草

煎，露一宿，次早服之。

疟母丸　治疟母食疟。

鳖甲醋①煮，君　三棱　莪术醋煮　香附　阿魏食积加之，醋化

截疟丹　先补药表药，彻起阳分，方可截。

川常山　草果　知母　槟榔　乌梅　穿山甲　甘草炙

各等分，用水一大碗，煎半碗，去柤露一宿，发时温服，宜吐。

一补一发丹　治久疟，内伤挟外邪，间发，内必主痰，外以汗解。

半夏　茯苓　陈皮　柴胡　黄芩　苍术　常山　葛根

虚加人参、白术补气，热甚加黄芩、黄连有人夏感，脉沉细，服之愈。

恒山汤　治胎妇疟。

恒山二两　黄芩三两　石膏八两　乌梅十四个　甘草一两

㕮咀，水煎服之。

不二散

白面二两　砒一钱

和匀，以香油一斤，煎之黄色似褐，用草纸压之，去油，为末，入江茶三两，每服一字。

---

① 醋：原作“酣”，据《脉因证治》改。

神妙截疟汤

木通川者　秦艽去芦　穿山甲醋炙　常山各等分　乌梅七个　辰砂半钱，另研　大枣七个

上以水三盏，煎至半，入酒一盏，再煎至半，先将砂、枣服之，次服药。

卷之中

疸

脉证 脉沉，渴欲饮水，小便不利，皆发黄。脉沉乃阳明蓄热，喜自汗，汗①出入水，热郁身肿，发热不渴，名黄汗。脉浮紧乃因暴热浴冷水，热伏胸中，身目面悉如金色，名黄疸。脉紧数乃失饥发热，大食伤胃，食则腹满，名谷疸数为热，热则大食；紧为寒，寒则腹满。阳明病，脉迟者，食难用饱，饱则发烦，头眩者必小便难，欲作谷疸。脉沉弦或紧细，因饮酒，百脉热，当风入水，懊恼心烦，足热，名酒疸。其脉浮或欲呕者，先吐之；脉沉弦者，先下之。脉浮沉紧乃火热交接入水，肾气虚，流湿于脾，额黑，日晡热，小腹急，足下热，大便黑，时溏，名女劳疸，腹如水状，不治。脉寸口近掌无脉，口鼻气冷，不治。其病身热，一身尽痛，发黄便涩。

因 内热入水，湿热内郁，冲发胃气，病虽有五，皆湿热也。

治 诸黄家，但利其小便愈，假令脉浮，以汗解之，如便通汗自当下之愈，当以十八日为期，治之十日已上为差，反剧者为难治也。治法以流湿利小便清热或汗之，五苓加茵陈、黄连类。

① 汗：原无，据《脉因证治》补。

茵陈栀子汤

茵陈一两，去茎　大黄半两　山栀明者十个　豆豉

煎汤下。

五苓散，热多加苦参，渴加瓜蒌根，便涩加葶苈，素热加连翘。

茵陈蒿汤治谷疸，寒热不食，食则头眩，心胸不安者是。

滑石石膏丸　治女劳疸证见题。

滑石　石膏

上为末，粥糊丸如梧桐子大，每服五六十丸，空心米汤下。

劳附劳热劳瘵

脉男子平人脉大为劳，极虚为劳，浮大为里虚。男子脉虚弱细微者，喜盗汗。男子脉虚沉弦，无寒热，短气，里急，小便不利，面色白，时目瞑，喜衄。诸芤动微紧，男子失精，女子梦交。脉沉小迟，名脱气。其人疾①行则喘，手足寒，胀满，甚则溏泄，食不消。脉弦而大，大则为芤，弦则为减，女子漏下，男子失精。脉微弱而涩，为无子，精气清冷。尺脉弱，寸强，胃络脉伤。安卧脉盛，谓之脱血。微数，不成病，不可劳。脉举之而滑，按之而微，看在何部以知其脏。脉轻手则滑，重按则平，看在何经而辨其腑。寸弱而微者，上虚也。尺弱滑而涩，下虚也。尺滑而涩疾为血虚。脉数骨肉相失，声散呕血，阳事不禁，昼凉夜热者死。

因　喜怒不节，起居不时，有所劳伤，皆损其气，气衰则火旺，火旺则乘其脾土而胃气元气散解，不能滋养百脉、灌注

① 疾：原作“痰”，义不通，据《脉因证治》改。

脏腑、卫护周身，百病皆作。

证　百节烦疼，胸满气短，心烦不安，耳聩鸣，眼黑眩，寒热交作，自汗，飧泄，四肢怠惰者。

外有脾中风、脾痹、中风、湿痹病、伤暑、骨热不同。

治　治法以甘寒泻火，甘温补中，温之收之。

十全散

四物汤治血虚，四君子汤治气虚，加升麻、柴胡名补中益气汤。

牛膝丸　治肾肝损，骨痿不能起床，筋缓不能收持。

萆薢炒　杜仲炒　苁蓉酒浸，　菟丝子酒浸　牛膝酒浸，治肾　蒺藜治肝，等分　桂半之

酒煮猪腰子，丸梧桐子大，空心，酒送下，亦治腰痛。

肾气丸　治肾脾不足，房室虚损，宜此荣养血脉以益肾。肾苦燥，以辛润之，致津液，故用川姜、大枣；酸以收之，故用五味子，盖神方也。

苍术泔浸一斤　好熟地黄一斤　五味子半斤　川姜冬一两，夏半两，秋七钱

上用枣肉丸，米饮空心送下。

地黄煎丸　解劳生肌活血。

生地黄汁　杏仁汁　藕汁　姜汁各五升　薄荷汁　鹅梨汁一升　法酒二升　沙蜜四两

以上慢火熬成膏入下药。

柴胡三两，去芦　秦艽去芦　桔梗各二两　熟地黄四两，酒蒸　木香　枳壳　柏子仁炒　山药　茯苓　远志去心　人参　白术各一两　麝香半两，另研

上为末，和前[1]药，丸如梧桐子大，甘草汤下。

辛苦劳

柴胡　人参　黄芪　黄檗　甘草

牡蛎散　治诸虚不足，津液不固，自汗。

牡蛎煅取粉　麻黄根　黄芪

或加秦艽、柴胡、小麦同煎。

麦门冬汤　治大痛后，虚烦则热不解，不得卧。

半夏　竹茹　陈皮　茯苓　麦门冬　人参

炙甘草汤治虚劳不足，汗出而闷，脉结，心悸。

酸枣仁丸　治虚劳虚烦不得眠者。

枣仁炒一两　人参　桂心一钱　知母　茯苓三钱　石膏半两

固精丸　治精愈滑。

牡蛎砂锅煅，醋淬七次，醋糊为丸如梧桐子大，空心盐酒送下。

参归散　治骨蒸劳。

北知母炒　人参炒　秦艽去芦　北柴胡同术炒　鳖甲麦糵汤浸七日　前胡各半两　川常山酒浸三日　川归同柴胡炒　甘草　白茯苓七钱半　乌梅二个　地骨皮

水煎服。

脾胃虚，本经宜四君子汤。肝乘之，胁痛，口苦，往来寒热而呕，四肢满闷，淋溲，便难，转筋腹痛，宜柴胡、羌活、防风、独活、川芎、桂、芍药、白术、茯苓、猪苓、泽泻、黄檗、细辛、滑石。心乘之，宜黄连、黄芩、黄檗、芍药、地黄、石膏、知母。肺受病，咳嗽，短气，懒语，嗜卧，洒淅寒热，

---

[1] 前：原作“煎”，据《脉因证治》改。

宜补中益气汤。水侮侵，作涎清涕，肩胛腰脊痛，冷泄，宜干姜、白术、附子、川乌、苍术、桂、茯苓。

劳极热

劳者神不宁。

肝劳实热，关格牢涩，闭寒不通，毛悴色夭①。肝劳虚寒，口舌②关节疼痛，筋挛缩，烦闷。

心劳实热，口苦生疮，大便闭塞，心满痛，小肠热。心劳虚寒，惊悸恍惚，多忘，梦寐惊魇，神志不定。

脾劳实热，四肢不和，五脏乖戾，胀满肩息，气急不安。脾劳虚寒，气胀咽满，食不下通，噫宿食息。

肺劳实热，气喘鼻胀，面目苦肿。肺劳虚寒，心腹冷气，气逆游气，胸胁气满，从胸达背痛，呕逆虚乏。

肾劳实热，小腹胀满，小便赤黄，末有余沥，数小，茎中痛，阴囊生疮。肾劳虚寒，恐虑失志，伤精嘘吸，短气，遗泄白浊，小便赤黄，阴下湿痒，腰脊如折，颜色枯悴。

尽力谋虑则伤肝，曲运神机则劳心，意外致思则伤脾，预事而忧则劳肺，矜持志节则伤肾。

极者，穷极无所养也。

筋实，咳而两胁下痛不可转动，脚下满不得远行，脚心痛不可忍，手足爪甲青黑，四肢筋急烦满。筋虚，好悲思，四肢嘘吸，脚手拘挛，伸动缩急，腹内转痛，十指甲疼，转筋，甚则舌卷卵缩，唇青，面色苍白，不得饮食。脉实，气衰血焦，发落好怒，唇舌赤，甚则言语不快，色不泽，饮食不为肌肤。

---

① 夭：原无，据《脉因证治》补。

② 舌：《脉因证治》作“苦”。

脉虚，虚则咳，咳则心痛，喉中介介如梗，甚则咽垂。肉实，肌脾滛滛如鼠走津液，开腠理，脱汗，大泄或不仁，四肢急痛，或腹缓弱，唇口坏，皮肤变色。肉虚，体重怠惰，四肢不欲举，关节疼痛，不嗜饮食，食则咳，咳则右胁下痛，阴引背及肩不可转动。气实，喘息冲胸，常欲自恚，心腹满痛，内外有热，烦呕不安，甚则唾血，气短乏，不欲食，口燥咽干。气虚，皮毛焦，津液不通，力乏，腹胀，甚则喘急，气短息塞，昼差夜甚。精实，目视不明，齿焦发落，形衰，通身虚热，甚则胸中疼痛，烦闷泄精。精虚，尪羸惊悸，梦泄遗涩淋漓，小便白浊，甚则茎弱核彻，小腹里急痛。骨实热，耳鸣，面色焦枯，隐曲膀胱不通，牙脑苦痛，手足酸疼，大小便闭。骨虚，面肿垢黑，脊痛不能久立，气衰发落齿槁，腰背相引痛，甚则喜唾不了。

上录验古今五蒸汤 治五蒸病。

甘草 人参 知母 黄芩各二两 茯苓 葛根 地黄各三两 竹叶二把 石膏五两，碎 粳米二合

上㕮咀，以水九升，煮取二升半，分作三服，亦可以先煎小麦水乃煎药。忌海藻、菘菜、芜荑、大醋。

实热，黄芩、黄檗、黄连、大黄。

虚热，气也，乌梅、秦艽、柴胡；血，青蒿、鳖甲、蛤蚧、小麦、牡丹皮。肺鼻干，乌梅、天门冬、紫菀、麦门冬。皮舌白吐血，石膏、桑白皮。肤昏昧嗜睡，牡丹皮。气遍身气热，喘促鼻干，人参、黄芩、栀子。大肠鼻右孔干痛，大黄、芒硝。脉唾白浪语，脉络溢，脉缓急不调，生地黄、当归。

心舌干，黄连、生地黄。血发焦，地黄、当归、桂心、童便。小肠下唇焦，赤茯苓、木通、生地黄。

脾唇焦，芍药、木瓜、苦参。肉食无味而呕，烦躁不能安，芍

药。胃舌下痛，石膏、粳米、大黄、芒硝、葛根。

肝眼黑，川芎、当归、前胡。筋甲焦，川芎、当归。胆眼白失色，柴胡、瓜蒌。三焦乍热乍寒，石膏、竹叶。

肾两耳焦，生地黄、石膏、知母、寒水石。脑头眩闷热，生地黄、防风、羌活。髓髓沸骨中热，当归、地黄、天门冬。骨齿黑，腰痛，足逆，变疳食脏，鳖甲、地骨皮、牡丹皮、当归、生地黄。肉肢细肤肿，腑脏俱热，石膏、黄檗。胞小便赤黄，泽泻、茯苓、生地黄、沉香、滑石。膀胱左耳焦，泽泻、茯苓、滑石。

外似胸中烦热，肝中寒，烦闷，肝中风，中暑，中风湿，心瘅，肺痹，酒疸，精实，肝虚寒，五心烦热，小肠热，心虚热。足下热，酒疸，女劳疸。日晡热，女疸。

劳瘵

因 因阴虚，痰与血病。

证 其病俗名传尸，虽多种不同，其病与前人相似，大略令人寒热盗汗，梦与鬼交，遗泄白浊，发干而耸，或腹中有块，或脑后两边有小核数个，或聚或散，沉沉默默，咳嗽痰涎，或咯脓血如肺痿、肺痈状，或复下利，羸瘦困乏，不自胜持。虽不同证，其根多有虫啮心肺一也。

治

方

青蒿一斗五升　童便二斗

文武火熬至七分，去蒿再熬至一斗，入猪胆汁七个、辰砂、槟榔末再熬数沸，甘草末收之。

又方，治虚劳痰。

四物汤　竹沥　姜汁　童便

或加参、术。

三拗汤　治传尸劳瘵，寒热交攻，久嗽咯血，羸瘦，先服此方，后服莲心散，万无一失矣。

麻黄不去根节　杏仁不去皮尖　生甘草各等分

上㕮咀，姜、枣煎服，痰清则止。

莲心散

当归　黄芪　甘草　鳖甲醋炙　前胡　柴胡　独活　羌活　防风　防己　茯苓　半夏　黄芩　陈皮　阿胶　官桂　麻黄去节　杏仁去皮　川芎一两　芫花醋炒黑干　赤芍药　莲肉去心　天南星一钱

除芫花外，余药各等分，㕮咀，每姜三片，枣一枚，水一盏半，入芫花一抄，煎至六分盏，去柤温服。须吐有异物，渐减芫花，盖反甘草，杀虫也。

调鼎方　治传尸劳瘵，得效。

混沌皮一具，即紫河车，醋浸一宿，焙干　鳖甲炙　桔梗　大黄炒　胡黄连　白芍药　甘草　草龙胆　豉心　苦参　贝母　秋石另研　知母　黄檗蜜炙　芒硝火飞　犀角一钱　蓬术一个

余药等分，上为细末，炼蜜丸，温酒送下二十五丸。肠热食前服，膈热食后服。一月而平安。

白蜡尘治劳虫有效。

热附热烦

脉　脉浮大而虚为虚热，脉细小而实为实热。脉沉细或数者皆死病。热有火者可治，脉洪大是也；热无火者死，脉沉细是也。脉弱，四肢厥，不欲见人，食不入，痢下不止，死。

因　心火为之。心者君火也，火旺则金烁水亏，为火独

存也。

证治 暴热病在心肺，积热病在肾肝。

虚热而不能食而热，自汗，气短，属脾虚，治宜甘寒，温而行之。实热如能食，口干舌燥，便难者，属胃实，治宜辛苦，大寒下之。火郁而热，乃心火下陷脾土，抑而不伸，五心热，宜汗之发之。心神烦乱，血中伏火，病蒸蒸然不安，宜镇阴火，朱砂安神丸主之。蒸劳热者，乃五脏齐损，病久憔悴，盗汗下血，宜养血益阴。阴虚而热者，用四物汤加黄檗。

治法：小热之气，凉以和之；大热之气，寒以取之；甚热之气，汗而发之；发之不尽，则逆治之。

又治法：养血益阴，其热自治。经曰：壮水之主，以制阳光。轻者可降，重者则从其性而升之。

李论：外有元气虚损而热，有五脏而热，有内中外而热。轻手扪之热，重之则不热，在皮毛血脉也；轻按之不热，重骨热蒸手甚，筋骨热也；不轻不重而热在肌肉也。

此三法，以三黄丸通治之。

肺热者，轻按之瞥见于皮毛，日西热甚，其证喘咳，洒淅寒热，轻者泻白散，重者凉膈、白虎、地骨皮散。

心热者，微按之热，见于血脉，日中甚，其证烦心心痛，掌中热而哕，以黄连泻心汤、导赤散、朱砂安神丸。

肝热者，肉下骨上热，寅卯间甚，脉弦，四肢满闷，便难，转筋，多怒惊，四肢困热，筋痿不起床，泻青丸、柴胡饮子。

脾热，轻重之中，见于肌肉，夜甚，怠惰嗜卧，无气以动，泻黄散、调胃承气汤治实热，补中益气汤治虚热。

肾热，按至骨，蒸手如火，困热不任起床，宜滋肾丸、六味地黄丸。

平旦潮热，热在行阳之分，肺气主之，白虎加芩。日晡潮热，热在行阴之分，肾气主之，地骨皮、牡丹皮、知母、黄檗。辰戌时发加羌活，午间发加黄连，未间发加石膏，申时发加柴胡，酉时加升麻，夜间当归根。如有汗者加黄芪、人参、白术。治潮热大法用黄芩、黄连、生甘草。

两手大热为骨厥，如在火中，可灸涌泉穴五壮，立愈。

牛黄散 治上焦烦不得卧睡。

大黄栀子 蔚金各半两 甘草二钱半

煎服，微利即已。

牛黄散 治相火之气游走脏腑，大便闭。

大黄一两 牵牛头末半两

酒下三钱，以利为度此不时而热，湿热也。

大金花丸

黄檗 黄连 山栀 黄芩 大黄便实则加

煎丸任用，或腹满呕吐，欲作利，加半夏、茯苓、川朴、生姜，如下白脓作痢后重，加大黄。

凉膈散 退六经热。

连翘 栀子 大黄 薄荷 黄芩各半两 生甘草一两半 朴硝二钱半

酒下八钱。如咽嗌不利，肿痛并涎嗽，加桔梗一两、荆芥五钱。咳而呕加半夏三钱，姜煎。鼻衄呕血加芍药、当归、地黄。如淋闭加滑石四两、茯苓一两，或闭而不通，腹下或如覆碗，痛闷难忍，乃肠胃干涸，膻中气不下，先用木香三钱、沉香三钱酒下，或八正散，甚则宜上涌之。

当归承气汤 治阳狂奔走，骂詈不避亲疏，此阳有余阴不足。

当归 大黄 芒硝各一两 甘草半两

作二贴，姜枣煎服。

牛黄膏　治热入血室，发狂不认人。

牛黄二钱半　朱砂　蔚金　牡丹皮各三钱　甘草　脑子一钱

上炼蜜为丸，皂角子大，水花下。

三黄丸治胃实热能食者能食为实热也。

白虎汤治表热恶寒而渴者。

柴胡饮子治肝热，两胁下肌热，脉浮弦者。

寅申者即**当归饮子**。

柴胡　人参　黄芩　甘草各一两　大黄　当归　芍药各半两　滑石三两

姜煎服。如痰实咳嗽加半夏，如米谷不化完出，加防风、神曲，如淋闷、惊悸、上下血并宜金花丸。

地黄丸　治久新憔悴，寝汗发热，肠澼下血，骨蒸，痿弱无力，五脏齐损，不能运动，烦渴，皮肤索不泽，食后更宜当归饮子。

熟地黄六两　山茱萸　山药各四两　牡丹皮　白茯苓各三两　泽泻二两

上为末，炼蜜为丸如梧桐子大，每服百丸，空心酒下。

朱砂安神丸　治心神烦乱怔忡，兀兀欲吐，胸中气乱而热，似懊恼状，皆是膈上血中伏火也。

朱砂一钱，另研　黄连一钱半，酒制　甘草半钱，炙　生地黄五钱　当归五分

上为末，蒸饼糊为丸，津液下。如心下痞，食入反出，加大黄末，除生地黄。

当归补血汤　治肌热燥热，目赤面红，烦渴大饮，日夜不息，脉浮大而虚，重按全无力，为血虚发热。证似白虎，唯脉

不长。

黄芪一两　当归二钱，酒制

水煎热服。

济火汤

黄芩黄连　黄檗　山栀

火郁汤　治四肢热，五心烦，因热伏土中，或血虚得之，或胃虚多食冷物，抑遏阳气于土中。

羌活升麻　葛根　芍药　人参各半两　柴胡　甘草炙，各三钱　防风二钱半　葱白三寸

水煎温服。

朱砂凉膈丸　治上焦虚热，肺脘咽膈有气，如烟抢上。

黄连栀子各一两　人参五钱　朱砂三钱，另研　脑子五钱，另研　茯苓五钱

上炼蜜为丸，朱砂为衣，水下。

黄连清膈丸　治心肺间及经中热。

麦门冬一两　黄连五钱　鼠尾芩三钱

上炼蜜为丸如绿豆大，温水下。

补中益气汤　治脾胃虚，元气弱，发热。

四君子、四物去半夏、生地、芎、芍加柴胡、升麻。

辰砂滑石丸　治表里热。

辰砂龙脑　薄荷　加六一散。

秘方治阴虚发热一名四物补阴汤。

四物汤加黄檗、败龟板、人参、白术二味气虚加之

治酒发热

青黛　瓜蒌仁　姜汁

热烦，外热曰热，内热曰烦。

身不觉热，头目昏疼，口干咽燥不渴，清清不寐，皆虚烦也。平人自汗，小便频并遗泄白浊，皆忧烦过度。大病虚后烦闷，谓之心虚烦也。

大法治在重于补阴，又当看其表里虚实，有汗无汗而治之。

吐血衄血下血

脉 脉涩濡弱，为亡血。细弦而涩，按之虚，为脱血也。脉浮弱，按之而绝者，为下血。烦咳者，必吐血。膈上伏热，寸脉洪数。荣血妄行，左手脉洪大。阳毒伤寒吐血衄，脉洪数。虚劳吐血，出于肺，脉洪。饱食大饮，屈身劳力，而吐出于胃，脉洪。怒伤肝，气逆也。传尸劳注，病吐血，两尺脉弦细。脉沉弦，面无血色，无寒热者，必衄，沉为在里，荣卫内结，胸满必吐血，脉滑小弱者生，浮大者牢数者死。又血温、身热、脉躁者，死热为血气败故也。脏血脉俱弦者死，滑大者生。

因证① 热则血淖溢妄行，有劳则血不归经，大怒则气逆，血菀于上出。肾病则咳唾而有血。衄者出于肺。呕吐者出于胃，荣卫之气妄行，在春夏为溢上，在秋冬为泄下。伏毒下血，脉虚而数，毒者，暑也。内热下血，关后脉沉数。肺受风热，传下大肠，名肠风，先因便结而后下血，右迟脉浮。食毒物积于肠中，血随粪下，遇食则发，名脏毒下血，脾见积脉。溺血，热也，因房劳致损或因忧思气结，心肾不交而成也。

不治证 吐、衄、唾血、下血脉浮大而数者死。吐血，脉紧强者死。中恶吐血，脉沉细者死。下脓血，脉绝者死。

外有肺痈、肺痿亦能咳嗽脓血。劳瘵亦能吐血。

---

① 因证：原无，据体例改。

治①

麻黄汤治伤寒证，大寒壅内热，火气不伸成衄脉浮紧为寒。

桂枝汤治证同前脉浮缓为风。

五苓散治伏暑炎热流入经络。

黄芩芍药汤治伤寒伤风二证脉微。

衄血出于肺经，如不止，用极冷水浸纸，贴于脑、胸、大椎三处即止。有方服效。

犀角　升麻　栀子　黄芩　芍药　生地黄　紫参　丹参　阿胶　荆芥穗

煎服取效。

萝卜上半截捣烂，取汁饮之，又将汁滴之亦良。

又法，大椎、哑门灸之亦止。

咯血吐血皆出于肾，亦有瘀血内蓄，肺气壅遏不能下降治法肺气壅滞非吐不可。有方。

天门冬　麦门冬　知母　贝母　桔梗　黄檗　远志　熟地黄

有寒加干姜、肉桂。

咳呕痰涎，血出于脾。

黄芪　黄连　芍药　当归　甘草　沉香　葛根

呕吐血出于胃，**犀角地黄汤**治胃实及病余瘀血。

犀角一两　生地黄八两　芍药三两　牡丹皮二两

小建中汤加黄连治虚及伤胃吐血。

三黄补血汤　治咳吐血，六脉大按之虚，面赤善惊，上热，乃手少阴心之脉也，此气盛而亡血，泻火补气以坠气浮。

---

① 治：原无，据体例改。

熟地黄二钱　生地黄三钱　柴胡　当归各一钱半　升麻一钱　黄芪一钱　白芍药二钱　川芎二钱　牡丹皮一钱

人参饮子　治脾胃虚弱，衄血、吐血、呕血久不愈，服之有效，又可以于气冲三棱针出血立愈。

黄芪一钱　五味子五个　芍药一钱　甘草一钱　当归身三钱　麦门冬二钱

救肺散　治咳血吐血多加地黄名三黄补血汤，功用同。

升麻　柴胡　苍术　芍药各一钱　当归尾　熟地黄　黄芪　参各二钱　苏木　陈皮　甘草各半钱

作一服，煎服。

清心莲子饮治咳血兼痰。

凉血地黄汤　治肠澼下血，水谷与血另作一派。

知母炒　黄檗炒，各一钱　槐子炒　青皮　熟地黄　当归各半钱

如余证同痢门法治之。

益阴散　治阳浮阴翳，咯血衄血。

黄檗　黄连　黄芩并以蜜水浸，炙干用　芍药各一两　人参　白术　干姜三钱甘草炙，六钱　谷雨茶一两二钱，香油炒

上为细末，每服三四钱，红米饮调下，立安。

三黄丸　治衄血不止，大便结燥者，下之。

大黄半两　芒硝　地黄三钱　栀子　黄芩　黄连各一钱

蜜为丸。

咳血丹　治因身热痰盛血虚。

青黛　瓜蒌仁二味治痰　诃子　海石涩　杏仁治嗽甚　山栀　四物汤治虚　姜汁　童便

上为末，蜜调噙化。

呕血丹　治因火载血错经，因血虚痰胜而咳。

四物汤加栀子炒，郁金酒，童便，姜汁，韭汁，山茶花。痰加竹沥。喉中痛是气虚，加人参、白术、黄芪、黄檗。咯血、血虚痰胜加瓜蒌仁、青黛。嗽加诃子、杏仁、海石。

衄血丹 凉血行血。

犀角地黄汤加黄芩、紫参、丹参，磨入郁金。

神效方 治吐血痰血，酒色过度者。

枇杷叶去毛 款冬花 紫菀花 杏仁去皮尖 鹿茸炙如法 桑白皮 木通各一两 大黄半两

炼蜜为丸，临卧含化，百中。

圣饼子 治咯血。

青黛一钱 杏仁四十粒，去皮尖

上杏仁以黄蜡煎黄色，研细，入青黛，捏作饼子，每用日柿一个，中破开，入药合定，湿纸煨米饮汤下。

罗面丹 治内损吐血。

飞罗面略炒 京墨磨下二钱

溺血丹 治热。

生地黄四两 小蓟根 淡竹叶 栀子仁炒 甘草 滑石 通草 蒲黄炒 藕节 当归

血虚加四物汤、牛膝膏。

尿血方 治心肾因房劳忧思气结。

发灰能消瘀血通关，醋汤下二钱 棕榈烧灰米饮下亦可

三汁丹 治小便出血。

水杨树脑 老鸦饭草 赤脚马兰各自然汁，以水服之

下血丹

四物汤加升麻、秦艽、白芷、胶珠。热加黄连酒煮，温能散也、山栀子炒。虚加干姜炮、五倍子。如寒药用加辛升温散，一

行一止也。

胃风汤 治风毒客肠胃，动则血下。

白术 芍药 人参 当归 桂枝 川芎 茯苓各等分

越桃散 治下血及血痢。

栀子仁 槐花 大枣 干姜各等分

烧灰存性，为细末，米饮下三钱。

伏龙肝散 治便血，因内外有感，凝停在胃，随气下通，妄行之类，宜此治之。

伏龙肝半斤 白术 阿胶 黄芩 干地黄 甘草各三两

上为细末，米饮调下，煎服亦可。

赤豆归散 治血后便，谓之近血。

赤小豆五两，浸令芽出，晒干 当归一两

上二味为末，浆水送下。

五灵散 治下血。

五灵脂醋炒

为细末，芎归汤调下。

有脱血尽，色白而夭不泽，脉濡，此大寒证乃始同而末异。治宜辛温益血，甘热温经，干姜炮是也。

有阴结者，便血。夫邪在五脏，则阴脉不和，阴脉不和则血留之，血无所禀，渗入肠间，其脉虚涩，非肠风脏毒也。治宜用生地黄汁、小蓟汁各一升、砂糖熬膏、地榆、阿胶、侧柏叶三味等煎汤调服之。

下 痢

脉 脉滑，按之虚绝者，必下痢。寸脉反浮数，尺中自涩，必下青脓血。脉沉弦者下重，其脉大者为未止。脉数，若微热，汗自出者自愈。设脉复紧，为未解，虽发热不死，脉反弦，发热，身汗出自愈。脉绝，手足厥，灸之手足温者生；若脉不还，反微喘者死。脉迟而滑者，实也，痢未止当下之。数而滑者，有宿食，当下之。肠澼下白沫，沉则生，浮则死。肠澼下脓血，悬绝死，滑大生。又沉小流连者生，数大有热者死。肠澼转筋，脉极数者死。凡诸痢泄注，脉沉小者生，浮大者死，身热者死。或谵语或腹坚痛，脉沉紧者可下。下痢不欲食，有宿食。肠满痛为寒食，腹坚心下坚为实，皆可下。下痢脉迟，紧痛肠鸣，心急痛，大孔痛者，皆可温。伤寒下痢，三部无脉，尺中时一①小见脉，再举头者，肾气也。见损脉来至者死。

不治证　尘腐色者死。

因　风湿热论之，则火盛而金衰，独火木而脾土损矣。轻则飧泄，身热，脉洪，谷不能化，重则下痢脓血。经曰：春伤于风，夏必飧泄。又曰：诸下痢皆属于湿热。又曰：下痢稠黏，皆属火。又曰：下痢脓血，皆属滞下。

治　前证皆热证实证也。忌用龙骨、石脂、粟壳等剂。虚证泄痢，水谷或化、不化，并无努责，惟觉困倦，脉弦涩浮大者是也，宜温补之。

治法：重则大黄汤主之，轻则黄芩芍药汤主之。后重则宜下乃有物结坠，里热，蔽甚，脉洪者宜下。若脉洪大甚，不宜下也。又大肠经气不宣通，加槟榔、木香。腹痛则宜和胃气不和，当以芍药、当归、茯苓、官桂和之。身重则除湿，脉弦则去风风气自动于内，大柴胡汤主之，属厥阴。血脓稠黏，以重药竭之热甚故也。身冷自汗，以温药温之有暴下无声，身冷，自汗，小便清利，大便不禁，气难布息，脉沉微，

① 一：《脉因证治》无。

呕吐，虽有里急后重，谓寒邪在内而气散也，可温药而安，则浆水散也是，属少阴。风邪内缩宜汗之有厥阴动，下痢不止，脉沉而迟，手足厥逆，涕唾脓血，此难治，宜麻黄汤、小续命汤汗之，法曰：谓有表邪缩于内，当散表邪而安矣。李用升举之法亦然。鹜溏为痢，宜温之谓利有结粪，属太阴。在表者发之，又曰：身表热者内疏之身热有外感小柴胡去人参汤主之。有里者下之或后重或食积，与气坠下之。在上者涌之或痰气在上者，涌之安，在下者竭之，大法通之，盛者合之，过者止之。假如恶寒热，腹不痛，加黄芩为主，痛甚加当归倍芍药，如见血，加黄连。或发热恶寒，非黄芩不止，上部血也；如恶寒脉沉腰痛，或曰脐下痛，或曰非黄连不止，中部血也；或恶寒脉沉，先血后便，非地榆不止，下部血也。

痢下有风、湿、热、寒、虚、滞下、噤口痢、疳痢、劳痢、湿蚀疮痢，并同而病异。

血痢有瘀血、血枯、肺痿、风血、酒痢，相同而病异。

泄痢是积辨

泄痢有期，或久亦然，或久神不悴亦然，宜逐去之，此名滞下。椿根树皮丸治酒积痢、久痢涩也。

虚范

有人年十六，夏患滞①褐色，腹微痛，后重频并，食大减，身微热，脉弦而涩，似数稍长，此非滞下，乃忧患所致心血亏，脾弱也，以四物、四君子合而治之。

醉饱吃寒凉范

有人年三十，奉养厚，秋间患滞下，腹大痛，左脉弦大似数，右脉亦然，稍减重取似紧。此内醉饱后吃寒凉，当做虚寒

① 夏患滞：《脉因证治》作“忧患，滞下”。

治之，遂以四物加桃仁、红花，去地黄，加参、术、干姜煎，入姜汁、茯苓，一月。

黄芩芍药汤 治泄痢腹痛后重，身热，脉洪疾。

黄芩 芍药各一两 甘草五钱

痛甚加桂少许，脓血加当归、黄连各五钱。

大黄汤 治前证重者。

大黄一两，好酒浸半日，煎服，以利为度

芍药汤 治下痢脓血，里急后重，行血则便自安，调气则后重自除。

芍药一两 当归 黄连各五钱 甘草炙 木香 槟榔 桂各二钱 黄芩五钱 大黄三钱

白术芍药汤 治脾受湿，水泻，微满，困弱，暴下无数，是大势来，宜合之。

白术 芍药各一两 甘草五钱

腹痛甚加芩、桂，脉弦头痛加苍术、防风，痛与下血加苍术、地榆，心下痞加枳实。

黄连芎归汤 治大便下血，腹中不痛，谓之湿毒，下血腹中痛，谓之热毒下血。

黄连 当归各五钱 大黄二钱五分，热毒加之 芍药热毒加之 桂腹痛加之

诃子散 治虚滑，久不已。

黄连三钱 木香五钱 甘草炙，三钱 诃子皮生、熟各五钱

上为极细末，白术芍药汤下。

桃花汤 治冷痢腹痛，下鱼脑白物。

赤石脂煅 干姜炮

蒸饼丸，米饮下。

浆水散　治暴泄如水，身冷，脉欲，自汗气少，甚者加吐急痛。

半夏五钱　附子炮　干姜五钱　桂五钱　甘草炙，五钱　良姜二钱五分

上为末，每服三五钱，浆水二盏煎至一盏，和滓热服。

小续命汤　治风邪入内。

椿根树皮　龙芽草　刘寄奴各等分

上为细末，陈米煮粥为丸，每服七十丸米饮下。

香连丸止红白痢。

除湿和血汤　治肠澼下血，另作一派，腹中大痛，此乃阳明气冲热毒所作也以下出李。

地黄生熟各半两　牡丹皮五分　芍药一钱半　甘草生五分熟，一钱　黄芪一钱　升麻七分　苍术三钱　秦艽三钱　肉桂三钱　橘皮二钱　当归二钱

作一贴，水煎服。

升麻补胃汤　治前证腹中不痛，腰沉沉然，此乃阳明少阳经血证，名湿毒下血有人老久痢服之愈。

升麻一钱　羌活二钱　独活五钱　柴胡　防风各五分　葛根三钱　肉桂少许　芍药一钱五分　牡丹皮五分　当归身三钱　甘草炙，五分　地黄生熟各三钱　黄芪一钱　槐花治湿毒，一钱　青皮五分

作二贴，水煎服。

益智和中汤　治前证腹中痛，皮恶寒，脉俱弦，按之无力，关甚紧弦，肌表阳明分凉喜热熨，为内寒明矣。

升麻一钱半　葛根五分　芍药一钱半　甘草炙，一钱　桂枝四分　益智五分　当归一钱　黄芪一钱　牡丹皮一钱　柴胡五分　半夏五分　干姜少许　肉桂五分

作一贴，水煎服。

茯苓汤 治伤冷饮水，变成白痢，腹痛减食。

茯苓六钱 泽泻一钱 当归四钱 苍术二钱 生姜二钱 肉桂五钱 猪苓六钱 甘草五钱，炙 芍药一钱半 升麻二钱 柴胡三钱

作三贴，水煎服。

止痢神丸

黄连 吴茱萸 粟壳米泔浸三日，晒干，又醋浸七日，炒干，上二味同此制用

上为细末，神曲糊为丸，热则甘草汤下、寒则干姜汤下百丸。

小柴胡去参汤治身热挟外感者。

没乳丸 治瘀血痢。

乳香 没药 桃仁 滑石

佐以木香、槟榔。

上为末，蒸饼丸，磨后二味同苏木汤下。

保和丸治食积痢。

噤口丹 治噤口痢，呕不纳食，亦治痢吐食。

枇杷叶十片，蜜炙 缩砂十个

上为细末，熟蜜调抹口上。

又方

半夏四钱 人参八钱 姜汁煮焙干，末，以姜粉入香附丸服。

又方

黄连

多加人参。煎呷之。

大承气汤治下痢不欲食。

许学士云：凡痢疾腹痛，以白芍药、甘草为君，当归、白术为佐，见血前后，以三焦热论。

凡泻痢小便清不涩为寒，赤涩为热。

又法：完谷不化而色不变，吐痢腥秽，澄沏清冷，小便清白不涩，身凉不渴，脉微细而迟者，寒也；谷虽不化，而色变非白，烦渴，小便赤黄或涩者，热也。凡谷消化，无间他证及色变，为热也，寒泄而谷化者，未之有也。

伤食微加大黄，腹胀加川朴，渴者加茯苓，腹疼加白芍药、甘草为主。冬月减白芍药一半加白术，夏月加制黄芩。先见脓血后大便者，黄檗为君，地榆为佐，加当归尾；先大便而后脓血者，制黄芩、当归尾；脓血相杂下者，制大黄；腹不痛白芍药半之；身倦目不欲开，口不能言，四君子加黄芪；沉重者，制苍术；不思食者，木香、藿香；余同上。

泄

脉　脉疾，身热多动，音声响亮，暴注下迫，此阳也、热也。热泻脉数声亮也。脉沉细疾或微，目暗不了了，饮食不下，鼻准气息，此阴也、寒也。

因　因烦渴，小便赤涩，水谷不化，湿多成五泄。五泄者，胃泄、脾泄、大肠泄、小肠泄、大瘕泄。

证治　胃泄，饮食不化，色黄，宜承气汤。脾泄，腹胀满，泄注，食呕吐逆，宜理中汤一云肠鸣食不化，经云脾虚。大肠泄，食已窘迫，大便色白，肠鸣切痛，宜干姜附子汤。小肠泄，溲便脓血，小肠痛，宜承气汤。大瘕泄，里急后重，数圊不得，茎中痛，宜五苓散。

五治虽不同，其湿一也，有化寒化热之异故也。虚则无力，不及拈衣而已出谓不禁固也，温之泄之；实则圊不便，虚坐努责，宜下之。

痰积下流，因太阴分有积痰，肺气不得下流降而郁，大肠虚而作泄，当治上焦，以萝卜子等吐之。水恣泄，乃大引饮，是热在膈上，水多入下，胃经无热不胜，宜五苓汤。寒泄，大腹满而泄，鹜溏。凡①泄久为飧泄，乃米谷不化而出也防风为君。

肝病传脾，宜泻肝补脾平胃五苓汤治湿泄、水恣泄、热泄，此方又治一切阳证。

平胃散、五苓散、白术散。

热加黄连、黄芩、木通、甘草、白芍药。

理中丸治冷泄、脾泄、虚泄。

补胃丸　治气虚下溜。

四君子加炒芍药、升麻。

流积丸　治痰积下流，甚则吐之。

青黛　黄芩　炒曲　海石

止泻丸

肉果五两　滑石春一两，夏二两，秋一两半

寒加炒曲、吴茱萸，热加黄连、茯苓，滑加诃子煨。

温六丸

清六丸　治诸泄，量虚实而用之。

脾泄丸

白术炒，二两　白芍药酒炒，二两　神曲炒，半两　山楂子　半夏一两半　黄连炒，半两　苍术

虚加人参、白术、甘草，里急后重加槟榔、木香、荷叶裹

① 凡：《脉因证治》作“风”。

饭烧为丸。

检漆花止泄。

姜附汤治寒泄。

椒术丸 治湿泻。

川椒 苍术 肉豆蔻

胃风汤治风泄一作胃风丸。

大半夏丸 治泄。

黄连一方与吴茱萸炒各一两，或加芍药，又名芍药散。一方与干姜炮各一两，或加阿胶、当归名驻车丸。

肠鸣，乃湿与热相搏也，或大热亦然，或饮水亦鸣。

许论泄泻有八：冷泻，脉微，宜暖药；热泻，胃中有热，伤寒多，有脉数，宜凉解之；积泻，脾脉沉弦，宜逐积；脾泻同上条；气泄者，躁怒不常，伤动其气，肺气乘脾而泄，脉弦而逆，宜调气；飧泄者，春伤于风，肝旺受病而传于脾，至季夏土而发，宜泻肝补土；惊泻者，因心受惊则气乱，心气不通，水入谷道而泄，心脉止者是，宜调心利水；病极气散败而泄者，门户不安也。

不治证：厥迟迷闷，因泻不止，四肢冷，困软不能转侧，下泄不知，脉亡阳，喘者死。脉大而滑带紧或浮，皆死。急而食不下，死。

自汗附头汗

因 湿能自汗，热能自汗，虚则盗汗，痰亦自汗、头汗。

证 阴阳俱虚，身体枯燥，头汗，亡①津液也。热入血室，

① 亡：原无，据《脉因证治》补。

头汗。伤湿额上汗，因下之，微喘者死。胃热上熏，额汗。发黄头汗，小便不利而渴，此瘀血在里也。心下懊恼，头汗。伤寒结胸，无大热，以水在胸胁间，结而头汗。往来寒热，头汗。

淋闭附小便不禁肾脏风

脉 脉细而数。脉盛大而实者生，虚小而涩者死尺中盛大，此阴血不足，阳乘之为闭。关格头汗者死。

因 膀胱有热则淋然赤涩淋沥如脂膏、如砂石，皆内热也，如水煎盐而成。气不利而不通经曰：小便为气所化，气不化则脐满闷不利而痛也。

治 治淋之法，解热利小便为主。闭者，行气则水自下。有气虚则气不行，血虚则气不升，痰多气寒则气不运。治法：气虚补气，血虚补血，痰多导痰，先服本药，后用吐法吐之，以提其气，气升则水自下，加以五苓散。有人患淋，乃血滞，故四物内加杜牛膝而愈。死血亦淋也。

李论：皆邪热在肺，而无资其化源，邪热在肾，而闭其下焦，可除其热，泄其塞，此论当矣。

治热在上焦，以栀子、黄芩主之；热在中焦，加以黄连、芍药；热在下焦，加之以黄檗、知母。

滋肾丸 治小便闭，不渴，热在下焦血分也。

知母酒制 黄檗酒炒，各二两 桂一钱

清肺饮子 治渴，小便不利，热在上焦气分。

茯苓二钱 猪苓三钱 泽泻五钱 琥珀五分 灯心一钱 木通二钱 通草二钱车前子一钱 瞿麦五分 萹竹叶五分

导气除湿汤 治小便闭，乃血涩致气不通。或淋即有死血。

知母酒，二钱 黄檗酒，四钱 滑石炒黄，二钱 泽泻 茯苓各

三钱

空心服。

牛膝膏 治前方证大妙。

肾疸汤 治目黄，渐至身，小便赤涩。

升麻半两 羌活 防己藁本各半钱 独活五分 柴胡五分 白术一钱 苍术一钱 猪苓四钱 茯苓二钱 泽泻三钱 黄檗二钱 葛根五分 神曲六钱，炒 人参三钱 甘草三钱

作二贴，水煎服。

秘方

淋热则利之，山栀之类；气虚补之，参术加木通、山栀之类。

小便不通，气虚，参术升麻汤，后吐之；血虚，四物汤，后吐之；痰气闭塞，二陈汤加木通、香附，后吐之。

又方 治淋。

人参 黑豆 麦门冬 葱头带根 三白根去根膜

浓煎汁饮之。

淋方

五苓散 牛膝根 葵子 滑石 瞿麦

冷加附子，热加黄芩，血加栀子，膏加秋，石加石韦，气小腹满闭加沉香、木香。

发灰散治食饮忍小便，或走马房劳，皆致转胞，脐下急满不通，醋服二合，或加葵子。

甘遂和大蒜捣饼，安脐心令实，着艾火灸三十壮，治小便不通。

茯苓丸 治心肾虚淋沥。

赤白茯苓各二两 地黄汁

好酒熬膏丸，盐酒任下。

大小便闭者，外有骨热不同。关格者，外有肝实热、心实热。便利不禁者，外有中风湿、肝脾不同。

小便不禁，膀胱不约，为遗溺，《三因》归之肾冷，用韭子丸六两，炒，佐以鹿茸、苁蓉、牛膝、巴戟、菟丝、石斛、杜仲、桂、当归、地黄等药当看其形色加减用之。

阿胶散　治遗失。

阿胶二两，炒　牡蛎煅　鹿茸酥炙，四两

煎散任下其理加之于丸散有功。

肾脏风乃湿也。

治阴茎痒痛不忍。

苦参　大黄　荆芥　皂角

煎汤熏洗有效。

阴胞痒虫蚀方

狗脊不用金毛者　黄连　黄檗　黄丹　水银　轻粉　光粉　赤石脂

上为细末，敷之。

又方

大甘草汤浸海螵蛸，为末，敷之。

头痛附脑痛眉骨痛

脉　寸脉紧急或短，皆曰头痛。又浮而滑，为风痰。头目脉反短涩者死。卒视如所见者死。脑痛脉缓者大者死。太阳头痛，脉浮紧。关前紧数，恶风寒。少阳头痛，脉弦细，有寒热。阳明头痛，脉浮缓长，右关洪数，自汗。太阴头痛，脉沉缓，必有痰。少阴头痛，脉沉细，为寒厥。厥阴头痛，脉浮缓，为厥冷。左属风，右属痰。浮为风，滑为痰。

因 有痰有风者多风痰结滞。痛甚者火多火自炎上。血虚头痛者亦多血不上荣故也。诸经气滞亦能头痛乃经气聚而不行也。伤风头疼或半边偏疼皆因冷风所吹，遇风冷即发，脉寸浮者是。食积，阴，胃中有阴冷，宿食不化，上冲头疼，右寸紧盛者是。气虚因下部气攻上温，温而疼异乎邪毒所攻，无邪，脉尺虚浮是。膈上有风涎冷痰，或呕吐，脉弦细，出于寸口是，名痰厥头痛，宜吐之。阴毒伤寒，身不热，脉沉细。

证治 太阳头兼项痛足太阳所过攒竹痛也。恶风寒，羌活、川芎主之。阳明头痛，自汗发热，胃热上攻，石膏、白芷、葛根、升麻主之。少阳头痛额角上偏痛，往来寒热，柴胡、黄芩主之。太阴头痛，有湿痰，兼体重腹痛，半夏、南星、苍术主之。少阴头痛，手三阴三阳经不流行，而足寒逆也，为寒厥，细辛主之。厥阴头痛、顶痛，血不足不及，或痰吐涎沫，厥冷，吴茱萸主之。气虚头痛，耳鸣，九窍不和，尺脉虚，人参、黄芪主之。血虚头痛，鱼尾上攻痛，川芎、当归主之。伤寒头痛，从伤寒法治之太阳证，麻黄汤、桂枝汤；阳明，白虎；少阳，柴胡；太阴，脉浮则桂枝，脉沉则理中；少阴，麻黄细辛附子；厥阴，桂枝麻黄各半汤。火作痛，清之散之伤暑亦同。湿热头痛证则心烦。外有脚气亦能头痛，其状吐逆寒热，便溲不通。有谷疸亦头痛。

半夏白术天麻汤 治厥头痛。

天麻五分 半夏五分 黄芪五分 白术一钱 苍术五分 人参一钱 泽泻一钱 陈皮五分 神曲炒，钱[①] 干姜二钱 黄檗二钱 茯苓五分

① 钱：《脉因证治》作“一钱”。

清空膏 治风湿热及诸般头痛，惟血虚头不治。

羌活 黄连酒 防风各一钱 柴胡七钱 川芎五钱 甘草一钱半 黄芩三钱

上为细末，白汤调下，巅顶痛加蔓荆子、藁本。

芎归汤治血虚，目鱼尾上攻痛。

茶调散 吐头痛有痰。

麻黄 黑附子 升麻 防风 白僵蚕 黄檗各三钱 羌活 苍术各五分 甘草 香白芷各二钱 黄芪一钱

作一服，水煎服。

眉骨痛方

羌活 防风 甘草 黄芩酒 苍术 半夏 南星 细辛

又方加乌头、草乌童便浸，炒去毒为君用。

藿香散 治风头痛。

藿香 川芎 天麻 蔓荆子 白芷 槐花

上为细末，酒调服。

吹搐方 治证同前方。

谷精草 铜绿各二钱，另 硝石一钱，另

上研为细末，吹鼻中。

细辛 瓜蒂 良姜各一钱

煎，含水满口以搐鼻。

荆芥 薄荷 木贼 僵蚕

上为细末，茶清调下，二钱。

眩 晕

因 痰饮随气上，伏留于阳经，遇火则动。去血过多亦能眩晕。头眩亦然，兼挟气虚。

证 因外感者，风在三阳经，头重项强有汗。寒则掣痛，暑则热闷，湿则重坠，皆令吐逆晕倒。

内因者，因七情致脏气不行，郁而生涎，结为饮，随气上厥，伏留阳经，呕吐，眉目疼痛，眼不得开。

因房劳饥饱，去血过多者，眼花屋转，起则晕倒。

治 散风行湿汤治痰火眩晕。

三阳湿重，二陈汤加黄芩、苍术、羌活。

瓜蒂散治眩晕痰厥，当吐之。

芎归汤治血虚眩晕。

参术汤 治气虚头痛，眩晕，宜降火为主。

人参　白术　黄芩　黄连

心腹痛附胸脾

脉 阳微阴弦，胸痹而痛，责其极虚。短而数，心痛，心烦。心腹痛，痛不得息，脉小细迟者生，坚大实疾者死。若腹痛，脉反浮大而长者死。趺阳脉滑而紧滑者谷气强、胃气实，紧者阴气盛故痛。病腹痛而喘，脉滑而利，数紧者死。

心痛，有热厥、有寒厥、有大实。

因 劳役大甚，饮食失节，中气不足，或寒邪乘气虚而入客之，久不散，郁而生热，或素有热，虚热相搏，郁结于胃脘而痛，或有食积痰饮，或因气而食相郁不散，停结胃口而痛。

证治 胃病者，腹䐜胀，胸满，胃脘当心而痛，连及两胁，咽膈不通，食饮不下刺大都、太白。

脾病者，食则呕吐，腹胀善噫，胃脘及心下急痛如锥刺刺然谷、大溪。

热厥心痛，身热足寒痛，甚则烦躁而吐，额自汗，脉洪，可汗刺大溪、昆仑。

寒厥心痛，手足厥逆，通身冷汗，便利溺清，不渴，气脉微弱，乃寒邪客于心包络也，宜温之以良姜、菖蒲大辛热之药。

大实心痛，卒然而发，大便或秘，久而注闷，心胸高起，按之痛，不能饮食，可下。

肾心痛，痛与背相接，善恐如从后触其心，伛偻刺束骨、合谷、昆仑。肝心痛，状若死，终日不得休息刺行间、太冲。肺心痛，卧若徒居，心痛间动作益甚刺鱼际、太渊。

盖诸心痛，皆少阴厥气上冲也，五邪胃干不能无痛①，法当刺之，宣通其气，气行无所凝滞，则邪自然而退矣。

由中气虚寒，邪乘虚而客之，治宜温之散之兼补。久不散，郁而生热，宜开郁治热而解。

腹痛，有寒、有积热、有死血、有食积、有痰、有湿。

因 有寒客之则阻不行，有热内生，郁而不散，有死血、食积、湿痰结滞，妨碍升降，故痛。盖痛当分其部分高下而治之。

证治 中脘痛，太阴也，理中、建中、草豆蔻主之。小腹痛，厥阴也，正阳回阳四逆加当归主之。杂证而痛，苦楝汤、酒煮当归丸、丁香楝实丸等主之。腹中不和而痛者，以甘草芍药汤主之。伤寒误下，传太阴，腹满而痛，桂枝芍药汤主之；痛甚，桂枝大黄汤。夏月肌热恶热，脉洪实而痛，黄芩芍药汤主之。诸虫痛者，如腹痛肿聚，往来无有休止，涎出，呕吐清水者是，法当去虫调气，健胃而安。痰积腹痛者，隐隐然，得热汤辛物则暂止，宜导痰解郁气，温则散。中气虚亦痛或饥而痛

---

① 五邪胃干不能无痛：此八字义不通，《脉因证治》无，疑衍。

是也，理中汤主之。胸痹皆是痰水宿饮，停留不散，宜瓜蒌、枳实、香附、台芎、苍术等温散之也。

外有似类而病异名：心痛，有心包寒客，有心包热客，有心虚而痛，有宿食留饮，有脾积之邪干，有胸痹；腹痛前同，有脚气；小腹痛，有肝痹，有痹，有筋虚，有疝，有肠痈，有脑痛，有精实。

温中加减丸治食积，腹痛、脉弦者是。

金铃子散　治厥心痛，或作或止，久不愈。

金铃子　玄胡各一两

热加黄连散，气加荔枝核。

上为细末，酒下三钱。

煮雄黄丸　治大实心痛，痃癖，如神。

雄黄一两，另研　巴豆五钱，生用，去壳烂研，却入雄黄末　白面二两

再研匀，丸如梧桐子大，每服时先煎浆水令沸，下药二十四粒，煮三十沸，捞入冷浆水沉水冷，一时下二丸，一日服二十四丸，加至微利为度，用浸药水下。

术附汤　治寒厥心暴痛，脉微气弱。

附子炮，去皮脐，一两　白术四两　甘草炒，二两

上㕮咀，姜、枣煎服。

木香散　治心脾卒痛不可忍。

木香　蓬术各一两　干漆炒烟尽，一钱

上为细末，每服醋汤下一①钱。

① 一：底本漫漶，据《脉因证治》补。

燥饮丸 治饮水吞酸作痛。

墙上蚬壳烧灰存性 苍术 半夏各等分

上为细末，粥糊为丸如梧桐子大，每服三十丸，姜汤下。

秘丹 治心痛，久则成郁，郁久必生火原。

川芎 栀子炒 苍术 香附四味开郁 石碱 干姜炒，反治之法

有人吃饼过，患此火毒，加遂连六钱，甘草一钱，二服而安。

有人心痛十八年，因酒、牛乳成患，痛时以一物拄之，脉三至，弦弱而涩，吞酸，七月，用前方加二陈汤、白术、黄芩、黄连、桃仁、郁李仁、泽泻或丸或汤，久服而安。

秘丹 治死血留于胃口作痛。

承气汤 栀子 韭汁 桔梗能开提气血 麻黄重者须此发之

虫痛方 治面上白斑，唇红能食者是。

苦楝根 锡灰

胃脘当心痛有垢积者。

斑蝥 乌梅肉丸如绿豆大，泔下一丸

皂树上蕈泡汤有肥珠起，饮之微泄见效。未已，又服，无不验。

草豆蔻丸治脾胃损伤客寒，一切虚证，心腹大痛。

理中建中汤治寒腹痛及虚证。

调胃承气加木香槟榔汤治热腹痛及实证，或血加桃仁，如有湿加附。

二陈芎苍丸 治清痰腹痛，脉滑者是。

二陈汤 台芎 苍术 香附 白芷 姜汁

大承气汤加前方，治有人雨后得凉，腹痛甚，问之，于夏

月投渊取鱼，脉沉弦而细实，重取则如循刀上，本方加桂二贴，又加桂、桃仁二贴，又加附二贴，下黑血为验。

腰痛附腰胯重痛　腰软

脉　尺脉粗，常热，谓之热中，腰胯疼。脉大者，肾虚。脉涩者，有瘀血作疼。

因　肾虚而致。有湿热，有瘀血，有外感。

肾虚而起于内，盖失志伤肾，郁怒伤肝，忧思伤脾，皆致腰痛，故使气结不行，血停不荣，遂成虚损，血气羸乏，又有房劳过者，多矣。

湿热，亦因肾虚而生焉肾者水也，气不利而成湿热者，因肾水涸，相火炽，无所荣制，故湿热相搏而成。痿亦虚劳外感湿气，由热不行，而成党痼。

瘀血，因用力过多，坠堕折挞一作肭。血瘀不行。

外感，因虚袭之。

外有肾风、肾热、肾疟、厥阴疟，皆致腰作痛。

证　失志者虚羸不足，面黑，远行久立力不能任。郁怒者，腹急胁胀，目视䀮，所祈不能，意淫于外。忧思者，肌肉濡溃，痹而不仁，饮食不化，肠胃胀满。房劳者，精血不足，无所荣养。经曰：转摇不得，肾将惫矣，名骨痿。湿热不足者，四肢缓，足寒逆，腰冷如水，冷汗，精滑扇痛。

外感，因虚袭之。如太阳腰痛引项，尻重；阳明腰痛，不可以顾，善悲；少阳如刺其皮，不可俯仰；太阴烦热，如有横木居中，遗溺；少阴脊内；厥阴如张弓弦。大抵太阳、少阴多中寒，阳明、太阴多燥湿，少阳、厥阴多风热。

治

羌活汤 治腰痛。

羌活独活 柴胡 防风 肉桂 当归

如卧寒湿地，足太阳、少阴血络中有凝血，加当归尾、苍术、桃仁、防已。如湿热疼痛，加黄檗、杜仲、苍术、川芎。如虚，加杜仲、五味、黄檗、当归、知母、败龟板。如坠扑瘀血，加桃仁、麝香、苏木、水蛭。

肾气丸、茴香丸、鹿茸丸，此三方补阳之不足也，劳伤房室之人有之。

六味地黄丸、封髓丹，此二方补阴之不足也，膏粱之人有之。

煨肾丸 治腰痛肾虚。

杜仲去粗皮，炒丝断，三钱

上一味之末，以猪腰子一枚，薄批五七片，先以盐椒淹去腥水，糁药在内，包以荷叶，外用湿纸数重，煨热酒下。

立效散

玄胡索 当归 桂等分

上为细末，酒下。

挫气丹 治挫气腰痛。

山楂子去核，四两 北茴香炒，一两

上为细末，酒下。

腰胯重痛

因 风、寒、湿流注经络，结滞骨节，气血不和而痛。痰积趁逐经络，流注搏于血内亦然。

治 宜流湿，散风寒，逐痰积，气血自然湍流也。

除湿丹

槟榔　甘遂　赤芍药　威灵仙　泽泻　葶苈各三两　乳香研　没药各一两大戟炒三两　陈皮四两

上为细末，曲糊加牵牛末为丸。量人虚实大小服之。

煨肾丸

甘遂㯺猪腰子，煨，末之，余同前

禹功散治亦有效。

腰　软

因　肾肝伏热。

治　宜黄檗、防己。

论余：解㑊证，脊脉痛，少气不欲言，寒不寒，热不热，壮不壮，停不停，乃精气虚而肾邪实矣。治以泽泻、茯苓流肾实，地黄、牛膝、麦门冬补精之虚。

肩背痛附背痛

脉　脉洪大洪为热，大为风。脉促上击者，肩背痛。脉沉而滑者，背膂痛也。

因　风热乘肺，手太阳经伤之，气郁甚不行也。

证　病则颊颔肿，颈肩臑肘臂外后廉痛，汗出，小便数而欠者，皆风热乘肺也。小便遗失者，皆肺金虚也。

治　宜通经益元气，散风泻火之药。

通气散　治风热乘肺，肩背痛。

防风　藁本　独活　羌活以上通经血　黄芩　黄连以上降火　人参　黄芪二味虚则加之

背胛痛

因　小肠经气，小肠心少阴心皆病。外有肺风肺寒、骨虚而致。

胁痛附身体痛

脉 双弦。脉滑者，有涩者，有芤者，亦有虚者能致痛。

因 肝木气实火盛，或因怒气大逆，肝气郁甚，谋虑不决，风中于肝。皆使木气大实生火盛，火盛则肝急。瘀血、恶血停留于肝，归于胁下而痛，病则自汗，痛甚，按之益甚。

痰积流注厥阴之经，亦使胁下痛，病则咳嗽，急引胁痛。

外有肝中风左胁偏疼；肝中寒胁下挛急；肝积，左胁痛；肝实、肝虚、筋实、悬饮、息积、内虚右胁因咳而痛；胆实热胁下满硬；饮水胁下鸣相逐，皆致胁痛，须详审之。又有血枯证，胸胁支满经气不行，妨于饮食伤肝脾，病至先闻腥臊臭，出清液肝病肺叶伤之，四肢清，目眩，前后血肝血，此年少脱血，或醉后行房，肝气伤竭致之故也。

治 治法：木火盛，宜以辛散之，以苦泻之，当归龙荟丸、泻青丸主之。死血，宜以破血为主，润血为佐，复元活血、当归导滞等主之。痰积，宜以去痰行气，二陈汤加南星、青皮、香附、青黛等主之。虚则补之，全在活法。

龙荟丸 治食积发热，木盛胁痛。

柴胡 甘草 青皮 黄连 大黄 当归 木香 草龙胆 芦荟 川芎木气实加之

治血汤治死血。

左金丸 治肝火。

黄连六两 吴茱萸一两

导痰汤治痰积流注。

诸痰皆生于气。

正气天香散

台乌药二两　香附八两　陈皮　苏叶　干姜一两

贴痛方

芥菜子研水敷，茱萸醋研敷，大效。

熨痛法

醋炒灰热裹熨，葱艾炒熨亦可，韭炒熨亦可。

身痛。

脉证　伤寒太阳经表证，六脉俱紧。阴毒伤寒，身如被杖，脉沉紧。伤寒，发汗后，身体痛，气血未和，脉弦迟。伤湿，湿流骨节，一身尽风湿相搏，肢体重痛，不可转侧，脉缓。虚劳之人痛，气血虚损，脉弦小。

咳逆痰嗽

脉　脉出鱼际，逆气喘息。脉弦为饮，人壮可吐之愈。咳而浮者，四十日已。咳而弦者，相其人强，吐之而愈。咳而脉虚，必苦冒。咳而沉者，不可发汗。喘咳上气，脉数，有热，不得卧者死。上气，面浮肿，肩息，其脉浮大者死。久咳数岁，脉弱者死。上气喘息低昂，脉滑，手足温者生；脉涩，四肢寒者死。咳，脱形发热，脉小坚急者死。肌瘦下脱，热不去者死。咳嗽，脉沉紧者死，浮者生，浮软者生，小沉伏者死。咳而呕，腹满胀且泄，脉弦急欲绝者死。咳嗽羸瘦，脉形坚大者死。暴嗽，脉散者死。浮为风，紧为寒，数为热，细为湿，此生于外邪之所搏；浮紧则虚寒，沉数则实热，弦涩则少血，洪滑则多痰，此生于内气之所郁。

因证　因风寒、火附腹满、劳、痰。

风寒为病主乎肺，以肺主皮毛而司于外，伤之则腠理不疏，风寒内郁于肺，清肃之气不利而生痰动嗽。又寒饮食入胃，从脾脉上至于肺则肺寒，肺寒则内外合邪，因之而咳。火之嗽，病因火盛上炎，烁肺金，遂成郁遏胀满。甚则干咳无痰，或唾血痰。劳而咳嗽，皆好色肾虚，则子能令母虚，气血俱虚，阴虚则生火，肺金耗散，而津液竭，气血皆化为痰矣。痰则妨碍清气升降，气滞而不行，遂成诸咳嗽之证。论咳逆痰嗽当分为二：咳者，谓无痰而有声，肺气伤而不清，而上逆者，皆关于肺也，宜以辛润其肺，青陈皮以散其三焦之气壅；嗽者，谓有痰而无声，脾湿动而为痰，而成嗽，皆积于脾也，盖因伤于肺气，动于脾湿，咳而为嗽也。盖脾无留湿，虽伤肺气而不为痰也。然寒、暑、燥、湿、风、火皆令人咳，惟湿病痰饮入胃留之而不行，上入于肺，则为咳嗽也，宜以化痰下气为先。假令湿在心经，谓之热痰；湿在肝经，谓之风痰；湿在肺经，谓之气痰；湿在肾经，谓之寒痰。痰而能食者下之，不能食者厚朴汤治之。痰而热者，柴胡汤加石膏主之，痰而寒者，小青龙加杏仁主之。

张论：以贫富言之。贫者，谓之咳嗽，外感之由也。《内经》曰：秋伤于湿，冬必咳嗽是也。又曰：岁火太过，肺金受邪，民病咳嗽是也。富贵者，谓之涎嗽，多饮食厚味，热痰所成也。又曰：治风痰以通圣散加半夏，暑嗽以白虎凉膈，火嗽以黄连解毒，湿嗽以五苓白术，燥嗽以木香葶苈散，寒嗽以宁神宁肺散，为要也。更当分其虚实而施治之，或可以汗、吐、下为佳者。

李论：皆脾胃虚弱而受病，肺金受邪，饮食不行，留积而成痰，肺气不利，而痰冲清道而成咳。

刘论：皆脾湿入于肺而作痰，伤气而成嗽。

痰嗽潮热四证

有痰嗽者，潮热大体虽同，动作有异。或因虚中伤冷，则先痰嗽，嗽久不已，血形如线，随痰而出，恶寒发热，右寸浮而数，外证饮日轻夜重，面白痰清。因忧愁大怒，则吐血而后痰嗽，少寒多热，左寸沉小而数，外证心下噎塞，情思不乐，饮食不下。或蛊注相传，死魂相逐，则先呕血，不知来处，微有痰嗽，渐生寒热，两手脉弦细而数，外证饮食不为肌肤，颊红变动不常，身体酸疼倦，久嗽，搐，咽痛痰多，或喘或泻即死。先因伤湿伤寒，解利不尽，虽病退人起，饮食减少，不生肌肉，身倦无力，劳力则热，身体酸疼，状如劳状，但不吐血，不发潮热，经二三年医无验，此是余毒伏在经络，其脉弦也，再发则愈。

《三因》论咳状

《三因》论，咳者，卫气之失；嗽者，荣血之失。外伤六，随风、寒、暑、湿、燥、火感其部位，当察其元以表之。内伤七情，皆聚于胃，而关于肺，多痰嗽也。卫气之失，则多痰逆；荣血之失，则多痰嗽。伤风咳者，憎寒壮热，自汗恶风，口干烦躁。麻黄汤，遗尿治同肺咳。伤寒咳者，憎寒发热，无汗恶寒，口不干，烦躁。伤暑咳者，烦热引饮，口燥，或吐沫，声嘶咯血。伤湿咳者，骨节烦疼，四肢重着，洒洒淅淅。喜伤心，咳而喉中介介如肿状，甚则咽肿喉痹，又自汗，咽干，咯血，此劳伤心，桂枝汤。小肠受之，咳与气俱失，芍药甘草汤，又云五味子主之。怒伤肝，咳而胁下左右痛不可转，转则两胠下满，或左胁偏疼引小腹，宜小柴胡。此怒伤胆受之，咳呕胆汁，宜黄苓半夏汤，又云甘草治之。思伤脾，咳而右胁下痛，隐隐引肩背，甚则不可动，又腹胀心痛，不欲食，此饥饱之伤，宜升麻汤。胃受之，咳而呕，呕则长虫出，宜乌梅汤，又云参主之。忧伤肺，咳而喘息有声，甚则吐血，或吐白沫涎，口燥声嘶。叫呼伤肺，大肠受之，治同伤风，又云枳壳主之。咳而遗尿，赤石脂禹余粮桃花汤。恐伤肾，咳而腰背相引痛，甚则咳涎，或寒热，引腰背，或喘满。房劳伤肾，宜麻黄细辛附子汤。膀胱受之，咳而遗溺，宜茯苓甘草汤。不已，三焦受之，咳而腹满不欲食。以上《三因》论咳方施治之法不等，后之学者当详审而用之，勿误矣。一本府悲伤用人参。

咳、嗽、喘息、逆气、短气分别不同。

咳者，无痰有声，喉中如痒，习习如梗，甚者续续不止，连连不已，冲击膈间。外有心咳一切血证、肺咳上逆。

嗽者，有痰。外有劳瘵喘促嗽血、肺痿、肺痈。

喘者，促促而气急，喝喝而息数，张口待抬肩，摇身撷肚。外有脚气。

逆气者，但气上而奔急。外有肺中风、肺中暑、肺中热、肺中寒、肺水、肺痹、肝热、胆寒、心热、肠痹、痰水。

短气者，呼吸虽数而不能相续，似喘而不摇，似呻吟而无痛。外有脾中风、肺中寒、肺热、肾虚、历节风、忧气、胸痞、痰饮短气脉寸口沉，胸中短气辟大而滑，中有短气浮而绝者，气微弱者少气。

治　其状咳，腹满不欲饮食。此皆痰聚于胃，关于肺，令人多涕唾而面浮肿，气逆也。治以异功白术散。

逆谓气上逆，肺壅而不下。上气逆者皂荚丸，大逆上气麦门冬汤，上气脉浮麻黄厚朴汤，上气脉沉者泽漆汤泽漆五、桑白皮六[1]、射干泔浸、芩、术、茯苓四，竹茹治气上逆，为热所作。

方

南星　半夏　枳壳　陈皮

风痰脉弦，加通圣散；热痰脉洪，加小柴胡、青黛、黄连；寒痰脉沉，加桂、杏仁、小青龙；湿痰脉缓，加术、防己；气痰脉涩，加青、陈皮；发热加黄芩、桔梗；气上逆，加苦葶苈；痞，加枳实；重，加茯苓；气促，加参、桔梗；浮肿，加郁李仁、杏仁、泽泻、茯苓；大便秘，加大黄；热上喘涌，加寒水石、石膏；能食，加大承气；不能食，加厚朴。

大热大饮凝于胸中而成湿，故痰作矣，宜吐之。

二陈加麻黄杏仁汤，加桔梗治风寒，行痰开腠理。

降火导痰汤

黄芩　黄连　瓜蒌　海石

利膈丸　治胸中不利，痰嗽喘促。

木香　槟榔一两半　枳实炒，一两　厚朴二两　大黄酒煨，一两　当归　人参各三钱

紫苏饮子　治脾肺受寒，痰涎嗽。

紫苏子　桑白皮　青皮　陈皮　杏仁　麻黄　五味子　甘草　半夏　人参

千缗汤　治痰妙。

半夏生，一两　大皂角去皮子，半两　雄黄少加之，火，治痰能降

水三升，姜八片，煎至半，以手揉洗之，细绢袋取清汁服。

---

① 六：原作“大”，据《脉因证治》改。

劳嗽丹

四物汤加竹沥、姜汁。

敛胀丹　治肺胀及火郁。

诃子　杏仁　青黛　瓜蒌　半夏　香附

积痰方

南星半夏　青黛　瓜蒌　石碱

如肝痛，疏肝气加青皮；上半日嗽，多属胃火，加贝母、石膏；下半日嗽，多属阴虚，加知母、黄檗、川芎、当归；虚甚好色者，加参、膏、陈皮、生姜。

酒病嗽

白矾一两，另研　杏仁一升

上水一升，煎干，摊新瓦上，露一宿，砂锅内炒干。每夜饭后，细嚼杏仁子十五个。

劫嗽方

五味子半两　甘草二钱　五倍子　风化硝各一钱

上为极细末，干，噙化。

鹅管石方　灸法，治风入肺管。

南星　雄黄　款花　鹅管石

上为细末，入艾中，放姜片上，置舌上灸，吸烟入喉中，以多为妙。

治痰方　若或痰作白泡，当于肺中泻火。

滑石　贝母　南星　半夏　风化硝　白芥子　陈皮　茯苓　皂角　苍术湿加　瓜蒌润加　枳实结加　青黛　黄芩热加

又**劳嗽方**治气血两亏。

四君子、四物加百合、款花、细辛、五味子、桂、阿胶、半夏、杏仁、天门冬、麦门冬、甘草，水煎服。

青礞丸治痰。

沉香丸治痰。

喘附哮

脉证　实喘，有痰有火气乘肺，气实肺盛，呼吸不利，肺窍壅滑，右寸脉沉实者，其肺必胀，上气喘逆，咽中塞如呕状，自汗，宜泻肺。虚喘，因气虚火入于肺经，阴火冲上，由肾虚先觉呼吸气短，两胁胀满，左尺脉大而虚者是，必咽干无津液，少气不足以息也，宜补肾。邪喘，由肺感寒邪，伏于肺经，开窍不通，呼吸不利，右手脉沉而紧，亦有六部俱伏者，宜发散，则身热退而喘定。

治　喘年深，时作时止。雄猪肚一个，治如食法，入杏仁四五两，线缝，醋三碗，煮干取出。先食肚，次食杏仁，杏仁用新瓦焙干，捻去皮，旋食，永不发。

气虚方　治气虚而喘。

人参　黄檗蜜炙　麦门冬　地骨皮

血虚方　治阴虚有痰而喘。

四物汤加黄连、枳壳、半夏。

导痰千缗汤

半夏　南星　陈皮　茯苓　枳壳　皂角

劫药方治喘不止，甚不可用苦寒药，可温之而治，椒目为末，姜汤下。

又方

萝卜子蒸　皂角烧存。

姜汁丸，噙化下。

又方

大黄煨　牵牛炒，各二两

上为末，蜜水下二钱。能治热痰暴喘若死者。

泻白散　治阴气在下，阳气在上，咳喘呕逆。

桑白皮一两　地骨皮七钱　青皮　五味子　甘草　茯苓　人参　杏仁　半夏　桔梗上二痰喘加之

上㕮咀，加姜，水煎服。

神秘汤　治水气逆行乘肺，肺得水而浮，使气不通流，脉沉大，此人不得卧，卧则喘者是。

生姜　人参各五钱　木香　茯苓二钱

哮专主于痰，宜吐之。

哮积丹

鸡子，略敲不损膜，浸尿缸内四五日夜，煮食之有效。盖鸡子能去风痰也。

萝卜子丸，姜汤下。

宿食留饮附痰饮

脉　寸口脉浮大，按之反涩，尺中亦微而涩，故有宿食。寸口脉紧如转索，左右无常者，有宿食。脉滑而数者，实也，有宿食，当下之。脉浮而滑者，宿食。下痢不欲食者，宿食。脉沉，病若伤寒者，宿食留饮，宜下之。脉短疾而滑，酒病。脉浮而细滑，伤饮。

因　李论：饮食自倍，肠胃乃伤。复加之，则胃化滞迟难，故食宿、饮留。饮者，水也，无形之气也，因而大饮则气逆，形寒饮冷则伤肺，病则为咳满水泄，重而为蓄积。轻者宜取汗，利小便，使上下分消，其湿解醒汤、五苓散、半夏、白术、枳壳之类是也。重则为蓄积为满者，三花神祐等是也。食者，物也，有形之血也。因而饱食，筋脉横解，肠澼为重，或呕或吐或下痢。戊己火衰，不能制物，食则不消，伤其太阴，填塞闷乱，兀兀欲吐。甚则心胃大痛，犯其血也。治宜分寒热轻重。如初得上部有脉，下部无脉，其人当吐，不吐即死，宜瓜蒂散。轻则内消，缩砂、炒神曲等是也。重则宜下，承气是也。寒则温之，半夏、干姜、三棱、莪术是也。热则寒之，大黄、黄连、枳实、麦蘖是也。

证治 《千金》云：胃中有澼食冷物，则痛不能食，有热物则欲食。大腹有宿食，当暮发热，明旦复止。

《三因》云：有饮在中脘则嘈，有宿食则吞酸。又有云：病宿食则头痛恶风憎寒，心腹胀满，不痢不欲食，吞酸噫宿腐气，或腹胀泄泻及四肢浮肿。若胃实热，食反留滞，其脉滑而数，宜下之愈。若脾虚，其脉浮大，按之反涩，尺中亦微，宜温消之。

张论：饮食不消，分贫富而治之。富者，乃膏太过，以致中脘停留，胀满痞膈，酸心，宜木香导饮丸主之。贫者，饮食粗，动作劳，酒食伤之，以致身腹满闷，时吐酸水，宜进食丸主之。又有重者，病证同太阳伤寒，脉沉，可与导痰丸治之。

又论：留饮，蓄水而已，虽有四、有五之说，止一证也。夫郁愤而不伸，则肝气乘脾，脾气不喘，亦为留饮。肝主虑，久不决则饮，气不行。脾主思，久则脾结，亦为留饮。乘困饮水，脾胃力衰，不能布散，亦为留饮。饮酒过多，胞经不及渗泄，亦为留饮。渴饮冷水，乘快过多，逸而不动，亦为留饮。夫水者，阴物也。但积水则生湿，停酒则发燥，久而成痰，左右胁同肥气，左右胁同息贲，上入肺则嗽，下入大肠则泻，入肾则涌水，在太阳为支饮，皆由气逆得之。故湿在上者，目黄面浮；在下者，股膝肿满；在中者，支饮痞膈痰逆。在阳不去，久而化气；在阴不去，久而成形。宜治导水、禹功，调以五苓、葶苈、椒目，逐水为全矣。

又云：或咳或喘，或呕或泄，晕眩嘈烦，忪悸愦憹，寒热疼痛，肿满挛癖，癃闭痞膈，如风如癫。悬饮者，饮水流在胁下，咳唾引痛，治法当下。溢饮者，饮水流四肢，当汗不汗，身体疼重，法当汗。支饮者，咳逆倚息，短气不得卧，其形如肿，随证汗下之。痰饮者，其人素盛今瘦，肠间漉漉有声，法宜温，从小便去之。留饮者，背寒如手大，或短气而渴，四肢历节疼，胁下痛引缺盆。伏饮者，膈满喘咳呕吐，发则寒热，腰背疼，目泪恶寒振振然。

一云伤瓜，冷水、羊乳寒湿之物。

白术二钱　川乌五分　防己一钱　丁香一枚　甘草炙，一钱

伤羊肉、面湿热之物。

白术　黄芩　黄连各一钱　大黄二钱　甘草炙，五分

以上二证，腹痛加白芍药一钱，心下痞加枳实，腹胀加厚朴，胸中不利加枳壳，胸中寒加陈皮，渴加白茯苓，腹中窄加苍术，肢体沉重加苍术。大抵伤冷物巴豆为君，伤热物以大黄为主。

槟榔丸　治伤之轻者，饮食不化，心腹膨胀出刘。

槟榔　木香各二钱　陈皮八钱　牵牛头末，四钱

上为末，醋糊丸如梧桐子大。每服二十丸，姜汤送下。

雄黄丸　治伤之重者，胁肋虚胀。

雄黄一两，另　巴豆五钱，生用

上为末，神曲糊为丸，服法同心痛。

瓜蒂散　吐心胃卒痛闷乱，用急剂。

瓜蒂赤小豆各三钱

上为细末。每服一钱，温水下。

枳术丸　治伤食。

枳实五钱　白术一两　神曲　半夏　麦芽此二味心腹闷加之　槟榔　木香　青皮三味滞加　泽泻　茯苓湿痞闷加之　萝卜子除湿　大黄　黄芩　黄连三味湿热加之　栀子病后食伤发热加之　草豆蔻豆粉，湿面油腻加之　三棱　莪术伤冷硬物加之　干姜伤水加之　砂仁　丁香心胃痛加之　人参

解酲汤　治伤酒。

白豆蔻　砂仁　生姜　葛花各五钱　茯苓　人参　陈皮去白　白术　猪苓各一钱半　青皮三钱　木香五分　神曲　泽泻各二钱

上为末，白汤送下。

秘方　治胸中有物，恶食。

二陈汤　白术　山楂　川芎　苍术　曲炒

补祐丸　治留饮、悬饮，脉弦。又治脉伏，其人欲自利，虽利，心下续坚满，此为留饮欲去故也。

茯苓桂术汤　治心下有痰饮，胸胁支满，目眩。

茯苓　桂　白术　甘草

大青龙汤　治溢饮体疼，当发其汗。

麻黄七钱半　桂　甘草各二钱半　石膏鸡子大　杏仁　半夏

泽泻汤　治心下有支饮，其人苦冒眩。支饮不得息，加葶苈、枣。

厚朴大黄汤　治支饮胸满。

大黄　厚朴　二陈汤

小半夏汤　治呕家本渴，今反不渴，心下有支饮故也。治

先渴却呕，水停心下，此属饮家，加茯苓。

五苓散　治瘦人脐下有悸者，吐涎沫而颠眩，水也。亦治停痰宿水。

破饮丸　治五饮结为癥瘕，支饮胸满吐逆，心痛。大能散气。

荜拔　胡椒　丁香　砂仁　青皮　乌梅　木香　蝎梢　巴豆去油

上以青皮同巴豆，浸浆水一宿，漉出，同炒，青皮焦，去豆。将浸水淹乌梅肉，炊一饭熟，研细为膏。姜汤下五七丸。

控涎丹　治患胸背、手脚、颈项、腰胯隐痛不忍，连筋骨牵勾痛，坐卧不宁，时走走易。

甘遂　大戟红芽者　白芥子真者

上为细末，糊为丸如梧桐子大。

嗳气吞酸嘈杂附檠气

因　胃中有火有痰。

《三因》论醋咽。夫中脘有饮则嘈，有宿食则酸。食后噫醋、吞酸者，皆宿食证，俗名咽酸是也。

治

方，治食郁有痰，吞酸。

南星　半夏五钱　黄芩一两　陈皮一云二陈汤加南星、黄芩、砂仁

燥饮丸　治痰饮心痛。

干螺壳墙上　苍术　神曲

糊为丸。

曲术丸　治吞酸。中脘有痰饮则嘈，宿食则酸。

砂仁　陈皮　苍术　炒曲

曲糊为丸，姜汤送下。

又方　治吞酸，皆湿热郁。

黄连姜汁炒　吴茱萸炒　苍术　茯苓

汤浸，蒸饼为丸。

吐清丸　治呕吐清水。

苍术陈壁土炒　茯苓一钱　滑石炒　白术二钱　陈皮五分

煎、丸皆可。

论槩气

证　夫槩饪之邪从口入者，宿食也。其病头痛，恶风，憎寒，心腹胀满，下痢，不欲食，吞酸嗳宿腐气。或腹胀泄泻及四肢浮肿。若胃实热，食反留滞，其脉滑而数，宜下之愈。若脾虚，其脉浮大，按之反涩，尺中亦微涩，宜温消之。

木香丸治槩气

木香　硇砂　蓬术　胡椒　半夏　干漆炒烟尽为度，各半两　砂仁　桂心　青皮各三两　附子炮，去皮脐　三棱醋煮　白姜一两

上为末，炼蜜为丸如梧桐子大。每服五十丸，生姜汤下。

感应丸

肉豆蔻　川姜　百草霜各二两　木香一两半　荜澄茄　京三棱　丁香　麻油各一两　巴豆百粒，去皮　杏仁百粒，去皮　黄蜡四两

上除巴豆、杏仁外，余药为末，次下别研巴豆、杏仁和匀。先将油煎蜡溶化，倾在药末内和成剂，入臼内杵千余下，旋丸绿豆大。每服三五丸，白汤送下。

外有醋咽、槩气、思膈皆同。

积聚附痃块

脉　脉来细而附骨乃积寸口见，积在胸；关①上见，积在脐旁；尺中见，积在气冲②。见左积左见，右积右脉，两出积在中央处其部。浮而毛，按之辟易，胁下气逆，背相引痛，名肺积。沉而芤，上下无常处，胸满悸，腹中热，名心积。弦而细，两胁下痛，邪走心下，足肿寒重，名肝积。沉而急，苦脊与腰相引痛，饥见饱减，名肾积。浮大而长，饥减饱见，腹满泄呕，胫肿，名脾积。寸口沉而横胁下及腹中有横积。脉弦细微者为癥。脉细而沉时直者，身有痈肿，若腹中有伏梁。脉小沉而实者，胃中有积聚，不下食，食则吐。脉沉而紧，若心下有寒，时痛，有积聚。关上脉大而尺寸细者，必心腹冷积。迟而滑，中有寒有癥结。快而紧，积聚有击痛。脉沉重中散者，寒食成癥瘕，脉左转沉重者，病癥阳在胸；脉右转不至寸口者，内有肉癥。脉虚弱者死，不见其脉者死。脉弦而伏，腹中有癥，不可转者死。脉坚强急者生，虚弱者死。沉者死。

因　胫寒厥气因外有寒则血脉凝涩，寒气上入肠胃，所以腹胀。腹胀则肠外之汁沫，迫聚不得散，日以成积。

又盛食多饮，起居过度，肠胃之络伤，则血溢于肠外，肠外有寒汁沫，与血相搏，则气聚而成积。

又外中于寒，内伤于忧怒，气则上逆，上逆则云腧不通，温气不行，凝血蕴裹，津液凝涩，渗着不去而成。

又生于阴，因七情所致，盖忧思伤心，重寒伤肺，怒忿伤

---

① 关：原作“闷”，据《脉因证治》改。

② 冲：原作“街”，据《脉因证治》改。

肝，醉以入房，汗出用力过度，或澡浴伤肾当风，及饮食过饱，或思虑有损则伤脾，皆脏气不平，凝血不散，汁沫相搏，蕴结而成积矣。

又有食积、酒积、肉积、水积、涎积、血气积，皆因偏爱，留停不散，日久成积。块在中为痰饮，在右为食积，在左为血积。

证 盖积、聚之原则一。其在脏者，始终不移为积；其在腑者，发痛转移，随往来为聚。积者，系于脏；聚者，系于腑。癥者，系于气；瘕者，系于血。

肝之积，名肥气。在左胁下如覆杯，发咳逆痎疟，连岁不已其中有血，肝主血故也。心之积，名伏梁。起脐下，大如臂，上至心下，令人烦心有火，脓血，在肠胃之外。肺之积，名息贲。在右胁下，大如杯，洒淅寒热，喘嗽肺壅贲者，贲门也，积在肺下，贲门迫肝。脾之积，名痞气。在胃脘，大如盘，四肢不收，黄疸，食饮不为肌痞者，湿积也。食冷，其阳气为湿所蓄。肾之积，名奔豚。发于小腹，上至心下，若豚状。上下喘逆，骨痿。

病在六腑。太阳利清气，阳明泄浊气，少阳化清气。失常则壅聚不通，故实而不转，虚则输，属阳无形，随气往来，在上则格，在下则胀，旁攻两胁，如有坯块，易于转变，故名曰其聚。又有息积者，乃气息癖滞于胁下，不在脏腑荣卫之间，积久形成。气不干胃，故不妨食，病者胁下满，气逆息难，频唠不已，名曰息积。

治 治法：寒者热之，结者散之，客者除之，留者行之，坚者削之；消之摩之，咸以软之，苦以泻之；全真气以补之，随所利而行之；酒、肉食等积，以所恶者攻之，以所喜者诱之。

五积丸 治积块。

黄连肝肾五钱，脾七钱，心肺一两半　厚朴肝心脾[1]五钱，肺肾八钱　川乌肝肺一钱，心肾脾五分　巴豆霜五分　茯苓一钱五分　干姜肝心五分，肺肾一钱五分　人参肝肺脾二钱，心五分

另研巴豆，旋入和匀，炼蜜为丸如梧桐子大，初二丸，加微溏。

肝积，加柴胡一两、皂角二钱半、川椒四钱、昆布二钱五分、莪术二钱。

心积，加黄芩三钱、桂一钱、茯神一钱、丹参一钱、菖蒲五分。

肺积，加桔梗一钱、紫菀一钱五分、三棱一钱、天门冬一钱、青皮一钱、陈皮一钱、川椒一钱五分、白豆蔻一钱。

肾积，加玄胡三钱、苦楝肉、全蝎一钱、附子一钱、泽泻二钱、独活一钱、菖蒲二钱、桂三分、丁香五分。

脾积，加吴茱萸二钱、黄芩二钱、泽泻一钱、茵陈二钱、砂仁二钱、椒五分。

秋冬，加制厚朴一倍，减芩、连服。人觉热，加黄连；觉闷乱，加桂；气短，减厚朴。又有虚人，不可直攻，以蜡匮[2]其药，又且久留磨积。

肉积，硇砂、水银、阿魏；血积，虻虫、水蛭、桃仁、大黄；酒积，神曲、麦芽；气积，槟榔、木香；水积，甘遂、牵牛、芫花；涎积，雄黄、腻粉；食积，礞石、巴豆；癖积，三棱、莪术；鱼腥，陈皮、紫苏生；菜果，丁香、桂心；寒冷成积，附子、厚朴、硫黄。

化气汤　治息积癖于腹胁之下，胀满疼痛，呕吐酸水。

---

① 脾：原作“肺”，据《脉因证治》改。
② 匮：原作“遗”，据《脉因证治》改。

砂仁桂心　木香各一钱　甘草炙　茴香炒　丁香　青皮炒　陈皮　生姜各五钱　沉香　胡椒各一钱　蓬术炮，五钱

上为末，姜、紫苏汤或盐、酒调二钱下。

散聚汤　治久气六聚，状如癥瘕，随气上下，发作有时，心腹绞痛，攻刺胁腰，喘咳满闷䐜胀。

半夏　槟榔　当归各三钱　陈皮　杏仁　桂心各二两　茯苓　甘草　附子炮，去皮脐　川芎　枳壳　吴茱萸　厚朴制，各一两　大黄便秘加之

又，**三圣膏**

石灰未化者半八两瓦器炒，令淡红出，候稍减热，下大黄末　大黄一两，末之极细，就炉微炒，凉入桂　桂心半两末略炒，入米醋熬成膏，厚摊贴患处

又方

大黄朴硝各一两，末　大蒜捣膏和匀，贴之亦佳。

张法：无忧散治诸积不化。

桂苓白术散调之。

茶调散治沉积水气。

木香槟榔丸调之。

千金硝石丸　止可磨块，不令困人，须量虚实。

硝石六两　大黄半斤　甘草　人参各三两

上为细末，以三年苦酒三升，置竹筒中，以竹片作三刻，先细大黄搅，使微沸尽一刻，乃下余药。又尽一刻，微火熬膏。丸如梧桐子大，每服三十丸。

消块丸

三棱莪术削坚　青皮　陈皮破气加之　香附调气开气　桃仁　红花治血加　五灵脂破血　甘草　牛膝死血加　石碱破痰块　山楂

食块　二陈汤皮里膜外之痰加之　黄连吴茱萸炒半，益智仁炒半

上为细末，醋糊丸，葵根白术碱石汤下。

茶癖散

石膏　黄芩　升麻

上为末，砂糖调服。

治痰块

苦参　瓜蒂　半夏

上为末，姜蜜丸。

破块经验丸

吴茱萸　黄连　木香　槟榔　桃仁　郁李仁

又承气汤加黄连、芍药、川芎，干葛汤下。

瓜蒌　半夏　黄连　贝母丸，果效。

一块气丸

妳癖方治小儿癖，白芥子研膏摊纸上贴。

消渴

脉　心脉滑为渴滑者阳气胜。心脉微小为消瘅。脉软散者，气实血虚。脉洪大者，阳余阴亏。寸口脉浮而迟，浮为虚，卫气亏；迟为劳，荣气竭。趺阳脉浮而数，浮为气，数消谷。消瘅，脉实大，病久可治；悬小坚急，病久不可治。脉数大者生，沉小者生，实坚大者死，浮短者死，数甚者死。

因证　膏粱甘肥之变，则阳脉盛矣。阳脉大盛则阴气不得营也。津液不足，结而不润，皆燥热为病也。

经曰：二阳结谓之消。二阳者，阳明也。手阳明大肠主津，病消则目黄口干，是津不足也。足阳明胃主血。热则消谷善饥，血中伏火，乃血不足也。此皆津血不足而生热也。夫因则火一也，病则有上、中、下三

焦也。盖心大甚于上，为膈膜之消。病则舌上赤裂，大渴引饮。论云：心移热于肺，传于膈消是也，以白虎加人参汤主之。

火甚于中，为肠胃之消。病善食自瘦，自汗，大便硬，小便数。论云：瘅成为消中也。以调胃承气、三黄等治之。

火甚于下，为肾消。病则烦躁，小便浊淋如膏油之状。论云：焦烦水易亏暑是也。以六味地黄丸主之。

治　治法：热淫所胜，治以甘苦，以甘泻之。热则伤气，气伤则血无润，折热补气，非甘寒不治。

李以补肺、降火、生血为主。

秘丹　生血为主，总治三消。

黄连末　天花粉　人乳　地黄汁　藕汁　姜汁

蜜为膏，徐徐留舌上，以白汤下。

参膏汤　治膈消，上焦渴，不欲多食。

人参半两　石膏一两　知母六钱　甘草三钱五分

㕮咀，水煎。或有方加寒水石、滑石妙。

顺气散　治消中，能食，小便黄赤。

川朴一两　大黄四两　枳壳二钱　赤芍药一钱

茴香散　治消，小便如油。

茴香　苦楝炒　五味

上为末，酒下二钱，食前。

珍珠丸　治白淫滑泄，思想无穷，所愿不得之证。

黄檗一斤，炒　真蛤粉一斤

上为末，水丸，空心酒下。柏降火，蛤咸补肾。

又方

芦根　瓜蒌根　麦门冬　知母　竹叶　牛乳

以上治大消渴。

生津甘露饮以下出李

石膏　甘草滋水之源　黄连　栀子　知母　檗泻热补水　杏仁　麦门冬　全蝎　连翘　白葵　白芷　当归身　兰香和血润燥　升麻　柴胡行经　桔梗　木香　藿香反佐取之

为末舐之。

酒煮**黄连丸**，治中暑热渴。

太阳渴，脉浮无汗，五苓散、滑石类；阳明渴，脉长有汗，白虎、凉膈等；少阳渴，脉弦而呕，小柴胡加瓜蒌；太阴渴，脉细不欲饮，纵饮不思水；少阴渴，脉沉白痢者，猪苓、三黄汤；厥阴渴，脉微引水，少与之。

神芎丸以下出张

黄连入心　牵牛逐火　滑石入肾　大黄逐火　黄芩入肺　薄荷散

三黄丸　治消渴。

大黄春秋二两，夏一两，冬五两　黄芩春四两，秋夏六两，冬三两　黄连春四两，夏一两，秋冬三两

桂苓甘露饮调之。白虎汤调之。生藕节汁、淡竹沥汁、生地黄汁，相兼服之润之。寒水石、甘草、葛粉等分，浓煎麦门冬苗，下二钱。

神白散　治真阴虚损。

猪肚丸　治消中。

猪肚一个　黄连五钱　麦门冬去心　知母　瓜蒌各四两

上四件末，入肚缝之，蒸烂熟，乘热于砂盆内杵而丸之，如坚少加蜜，为丸如梧桐子大，每服四五十丸。

葛根丸　治消肾。

葛根三两　瓜蒌三两　铅丹二两　附子一两，炮，削

蜜丸如梧桐子大，每服十丸，日三服，春夏去附。

胡粉散 治大渴不治，肾消。

铅丹半两 胡粉半两 瓜蒌根二两五钱 泽泻 石膏 赤石脂 白石脂各半两甘草炙，三两

丸、末任意服，痛者减服。

人参白术汤

人参 白术 当归 芍药 大黄 栀仁 泽泻半两 连翘 瓜蒌根 茯苓各一两 桂 藿香 木香一分 寒水石二两 滑石 硝各半两 甘草三两 石膏四两

姜煎，入蜜少许。

口燥、口干、口渴、咽干，须详而治之。

痞

因 误下阴虚，食积痰滞，湿土虚痞。

论曰：太阴湿土为湿积，积饮痞膈，乃土来心下为痞满也。

证治 误下多则亡阴，胸中之气，因虚而下陷于心之分野。宜升胃气，以血药治之亡阴，谓脾胃水谷之阴亡也。有痰滞食积痞膈，胸中窒塞，宜消导之，谓之实痞。湿土虚痞有二：大便秘，能食者，厚朴、枳实主之；大便利者，芍药、陈皮主之。

治法 以泻心汤。黄连为君，泻心下之土邪；厚朴降气治虚痞。

《三因》论状：心下坚满，痞急痛如刺，不得俯仰，其胸前皮皆痛，短气，咳唾引痛，咽塞不利，习习如痒，喉中干燥，呕吐烦闷，自汗时出，痛引彻背。

外有心热而痞，痞则满硬。结胸则痛，属胸痹治。

大消痞丸 治湿土痞、虚气痞。

黄连炒，六钱　黄芩三钱　姜黄　白术　半夏各一钱　人参二钱　甘草炙，一钱　缩砂一钱　枳实炒　生姜五钱　陈皮二钱　神曲炒，一钱　厚朴三钱　泽泻一钱五分　猪苓一钱五分　木香有忧气结中脘，心下痞满，肚皮底微痛加之，否则不治

利膈丸　除痰利膈。

黄芩生一两，炒一两　黄连　南星　半夏各半两　枳壳　陈皮各三钱　白矾五分　苍术二钱　泽泻五钱　神曲炒

瓜蒌丸　治胸痞，或胁下逆抢心。

瓜蒌子　枳实　陈皮

取瓜蒌皮，穰末熬丸。

胸痞切痛，加栀子烧存性、附子炮，各二钱。

肿　胀

脉　迟而滑者胀。盛而紧曰胀阳中有阴也，可下之。趺阳紧而浮紧为痛则坚满，浮为虚则肠鸣。弦而迟者，必心下坚乃肝木克脾，土郁结涎，闭于脏气，腑气不舒，胃则胀闭。虚紧涩者胀忧思结连，脾肺气凝，大肠与胃不平而胀。浮而数浮则虚，数则热。脉浮风水、皮水皆浮。脉沉石水、黄汗皆沉。脉沉而滑名风水。浮而迟浮热迟潜，迟潜相搏，名曰沉，为水必矣。弦而紧弦而卫气不行，水走肠间。水病腹大如鼓，脉实者生，虚者死；洪大者生，微细者死。腹胀便血，脉大时绝极，脉水①疾者死。中恶腹大，四肢满，脉大而缓者生，紧大而浮者死，紧细而微者亦生。四肢逆冷，脉长者死。

证治　盖肿胀之因，其始则一，其变有二，皆脾胃之土生焉。

① 水：《脉因证治》作“小”。

水肿之因，盖脾虚不能制水，肾为胃关，关不利则水渍妄行，渗透经络。其始起也，目窠上微肿，颈脉动，咳，阴股寒之胫胀而大，其水已成矣。按其腹随手而起，如裹水之状。

短气不得卧者，为心水；小腹急满，为小肠水；大便鸭溏泄，为肺水；乍虚乍实，为大肠水；两胁痛，为肝水；口苦咽干，为胆水；四肢重，为脾水；小便涩，为胃水；腰痛足冷，为肾水；腹急肢瘦，为膀胱水。然此十水，谓之正水，审脉证，分经络，随而治之。

风水脉浮恶风归肝；皮水脉亦浮，不恶风，喘渴，按没指归肺；石水脉沉，不恶风归肾；黄汗脉沉迟，发热而多涎归脾。

治 治法：腰以上肿宜汗，腰以下肿宜利小便。主治，使补脾气，实则能健运，以参、术是也，佐以黄芩、麦门冬制肝木。腹胀加厚朴，气不运加沉、木香，使以通利，为万全矣。开鬼门、洁净府，正此谓也。外有湿肿，用加附子，脉沉细是也。又有肿痛，乃中寒也，加附子。

胀满皆脾土极虚，转输失职，胃虽受谷，不能运化精微，聚而不散，隧道壅塞，清浊相混，湿郁于热，热又生湿，遂成胀满。

又寒湿抑遏于脾土之中，积而不散而胀。经云：脏寒生满病是也。

又五积，痰饮聚而不散，或宿食不化，皆成胀满。

烦心短气，卧不能安为心胀；虚满咳喘为肺胀；胁痛引小腹为肝胀；善哕四肢俯，体重不胜衣，卧不能安，为脾胀；引皆央央然，腰髀痛，为肾胀；腹满胃脘痛妨食，闻焦臭，大便难，为胃胀；肠鸣痛，冬寒飧泄，为大肠胀；小腹膜满，引腰而痛，小肠胀；小腹气满而气癃，为膀胱胀；气满于胸，砭砭然，为三焦胀；胁痛，口苦，善太息，为胆胀。

寒气客于皮中，鼓空空不坚，腹身大色不变，按不起，为肤胀；腹胀身皆大，色苍黄，腹筋起，为鼓胀。

寒气客寸肠外，与卫相搏，气不得营，因而所系，癖而内着，其始大如鸡子，至其成如怀胎，按之则坚，推之则移，月事不以时下，名肠覃。

寒气结于子门，闭塞不通，恶血当泻，衃[1]血留止，日益大如胎，月事不时，此生于胞中，为石瘕。此二皆生于女，可导而下。

治法：虚则宜补脾以养肺，流湿以散气，治以参、术，佐以平胃、茯苓，热加芩、连，血虚加四物，有死血加桃仁。

风寒外邪，自表入里，寒变为热而胃实满，宜大承气下之；积痰宿食，宜以消导，或大黄丸下之。经云：去菀陈莝是也。

前者之外，有胃寒肠热，腹胀而且泄胃寒则气收不行为胀，肠热则水谷不聚而泄。黄连、木香、大黄、厚朴、茯苓、青皮、吴茱萸。

又有胃热肠寒，故痛而且胀胃热则善饥消谷，肠寒则血凝脉急，故痛而且胀。

有胁支满，或腹满痛，或胸胀，亦有经气聚而不行如胁支满，小肠经不行也，余仿此。

有颈肿、膺肿、胸胀，皆气不顺，有余于上。

有身肿而冷，胸塞不能食，病在骨节，汗之安。

唇黑伤肝，背平伤心，足平伤胃，喘急伤肺。

忌：面上肿黑点为肺败，掌中无纹心败，脚根肿肝败，脐突脾

---

① 衃（pēi 胚）：瘀血。

败，腹满青筋肾败。

营卫俱绝，面浮肿者死；唇肿齿焦者死；卒肿面苍黑者死；阴囊、茎俱肿者死；脉绝口张，足肿者死；足趺肿，胀膝如斗者死。

变水汤 治肿胀。

白术 茯苓 泽泻各二两 郁李仁二钱

水煎，入姜汁，调以芪、术、芍药、建中之类。

楮实丸治胀，小胃丸治肿。

木香散 治肿胀。

木香 大戟 白牵牛各一两①

上末三钱，猪腰子一双，批片糁末在内，煨熟，空心服。更涂甘遂末于脐上，少饮甘草水。

十枣丸 治肿。

五皮散 治肿皮水。

大腹皮 桑白皮 茯苓皮 生姜皮 陈皮 木香

消肿丸

滑石 木通 白术 牵牛 茯苓 半夏 陈皮 木香 丁香 瞿麦

酒糊为丸，麦门冬汤送下。

中满分消丸 治热胀、气胀、鼓胀。

黄芩去皮，一两 黄连炒，一两 姜黄 白术 人参 猪苓 甘草各一两 茯苓 砂仁 陈皮各三钱 枳实炒 半夏 厚朴各五钱 干生姜 知母炒四钱 泽泻三钱 青皮

蒸饼糊为丸。

---

① 木……两：此10字原无，据《脉因证治》补。

广茂溃坚汤 治胀，有积块如石，上喘，浮肿。

厚朴 草豆蔻 当归尾 黄芩 益智各半两 生甘草 黄连 莪术 柴胡 神曲 泽泻三钱 吴茱萸 青皮 陈皮二钱 红花一钱 半夏七钱 桃仁 苏木 木香

海金沙丸 治肿。

牵牛生半两，炒半两 甘遂半两 术三钱

上水煎服。

木香塌气丸 治胀

萝卜子炒 青皮五钱 陈皮五钱 胡椒 草豆蔻面煨 木香三钱 蝎梢二钱五分，去毒

大补中气行湿散气汤

秘传十水丸 后用尊重丸退余水，拘责不出乎自然。

甜葶苈炒 泽泻 巴豆去壳，出油 大戟醋煮 芫花醋炒 甘遂 桑白皮 汉椒 茯苓 雄黄

每末三钱，用水狗先左一边末入，五更水下，以肉压之，免恶心。

车水葫芦丸止用一扫仙为贵，无不言之

木丁茴香 黑白牵牛 甘遂 枳壳 乌药 白芷 川当归

上末茶丸。

尊重丸 治蛊胀，腹大水肿，气逆喘乏，小便涩，大便秘，虚危甚效。

沉香 丁香 人参 槟榔 木香 青皮 陈皮 枳实 白芷 木通 车前子 苦葶苈 赤茯苓四钱 胡椒 海金砂 蝎尾 白豆蔻 滑石二钱五分 萝卜子六钱，炒 白丁香二钱半 郁李仁去皮，一两半

上为末，姜汁糊为丸，姜汤下。

气分与胸痹、中满皆相类。中满为气虚，胸痹为气实，气分挟痰饮。

气分，病为涎饮所隔，营卫不利，腹满胁鸣相逐，气转膀胱，营卫俱劳，阳气不通则身冷，阴气不通则骨疼，阳前通则恶寒，阴前通则痹不仁，阴阳相得，其气乃行，大气转，其气乃散，实则失气，虚则遗溺，名曰气分。寸口迟而涩，迟则气不足，涩则血不足，气故涎结，水饮所作。

血分，妇人经水前断后病水，名曰血分，先病水，后经断名曰水分。

类别相似：洪肿类多，自正水之余，有风水、皮水、石水、黄汗等，入水门。如脾气横泄脚气，皮满肤胀，肠覃石瘕，气分血分，皆相似也。

类分：瞋胀，有胃中风、脾中寒、中湿、心痹、肝虚、脾伤、脾热、饮聚、女疸。

小腹胀，有肾热、三焦虚寒、肠痈、女劳疸。

面肿，肺中风、肾中风、胃寒、肺水。

有论胕肿七证：

有肺气隔于膜外，运行不得，遍身浮肿，脉浮，治宜调肺通气。

有男脏虚、妇血虚，伤于冷毒之物，成积，碍气道不通，腹急气喘，亦有四肢不肿，只肚鼓胀，脉弦，治宜化积。

有脾寒，久年不愈，传为浮肿，且云内有伏热，因于泻利，及其热乘虚入脾，致胸腹急胀，脉数，治宜解热。

有脾主肌肉，肉如泥，按之不起，土湿病也，脉沉，治宜燥脾。

有脾虚不能治水，水溃，土湿如泥，脉沉迟，治宜暖脾利水道。

有伤风湿而肿，或伤冷湿而肿，气血凝涩，脉浮缓，治宜发散风湿。

有久病气虚，面浮，手足皆浮，是虚气妄行者，妇人产后或经事后有此一证，是血虚也，其脉虚弱，治在调气补血。

结肠者，肿四肢，夫热胜则肿，四肢为诸阳之本，阳结于内，不得行于阴，热邪则菀于四肢，大便闷涩，是热也，非水也，宜服犀角、玄参、连翘、升麻、木通、麦门冬、芒硝。

有胁支满或腹满痛，或胸胀，亦有经气聚而不行如胁支满，小腹经不行也，余仿。

有颈肿，膺肿，胸胀，皆气不顺，有余于上。

有身肿而冷，胸塞不能食，病在骨节，汗之安。

呕吐哕

脉　脉来形状如新卧起。脉弱而呕，小便复利，身有微热，见厥者死。趺阳脉浮，胃气虚，呕而不食，恐怖死，宽缓生寒气在上，阴气在下，二气并争，但出不入。夫呕家有痈脓者不可治，脓尽自愈。先呕却渴，此为欲解，先渴却呕，为水停心下，属饮呕家本渴，今反不渴，故有支饮。呕多，虽有阳明证，不可下盖邪气不在胃口。脉数故吐汗令阳微，膈气空虚，数为客热，不能消谷，胃中虚冷，故吐然也。阳紧阴数，食已则吐，阳浮而数亦然或浮大，皆阳偏盛，阴不能配之也，为格，主吐逆，无阴则吐之。寸口脉紧而芤紧为寒，芤为虚，虚寒相搏，脉为阴结而迟，其人则噎。关上脉数则吐。脉弦者，虚也，胃气无余，朝食暮吐，变为胃反。寸紧尺涩，胸满不能食而吐，吐止者为下之，未止者为反。趺阳脉微而涩微则下痢，涩则吐逆，谷不得入，或浮而涩浮则虚，虚伤脾，脾伤则不磨，朝食暮吐，名反胃。寸口脉微而数微则血虚，血虚则胸中冷。脉紧而涩者难治，呕吐思水者易解。关上脉浮大，风在胃中，心下澹澹，食欲呕。关上脉微浮，积热在胸中，呕吐蛔虫。关上脉紧而滑者，蛔动。脉紧而滑者，吐逆。脉小①弱而涩，胃反血不足也。脉大而弱，噎膈气不足也。

证 呕、吐、哕，胃各有所辨。吐属太阳，有物无声，乃血病也。有食入即吐，食已即吐，食久则吐之别。呕属阳明，有物有②声，气血俱病。哕，无物有声，气病也。

因治 因胃口有热，膈上有痰，故呕吐。亦有寒气客于肠胃，厥逆上出，故痛而呕。因胃中虚，膈上热，故哕。亦有痰水满塞而哕。必心下坚痞，眩悸。因胃气虚，阴火上冲，故咳逆。亦有痰热在于胃，中气不降而咳。

李论：寒客胃中，物盛上溢故呕。清厥甚则痹，食痹而吐。寒气与新谷气俱还入于胃中，新故相乱，真邪相攻，故哕。三者虽殊，皆因脾胃虚弱，或因寒气客胃，加之饮食所伤而致。宜以丁香、藿香、半夏、茯苓、陈皮、生姜之类主之。又有痰饮者，必下之。又论：皆气冲之火，逆胃之脉，及上而作，治宜降火。呃者，气逆也，阴火炎上也。气自脐下为火，直冲上出于口而作声也。又火结痰气而上升，冲出于口也。治宜降火行气导痰而自安。二沉加芩、连。

刘论：吐有三，气、积、寒也。

上焦吐者，皆从于气气者，天之阳也。脉浮而洪其证食已暴吐，渴欲饮水，大便燥结，气上冲而胸发痛。治宜降气和中。

---

① 小：原作“水”，据《脉因证治》改。
② 有：原作“无”，据《脉因证治》改。

中焦吐者，皆从于积，食与气相假为积而痛脉浮而逆，其证或先吐而后痛，或先痛而后吐。治法，以毒药行其积，木香、槟榔去其气。

下焦吐者，从于寒也脉沉迟，其证朝食暮吐，暮食朝吐，小便清利，大便不通。治法，毒药通其闭塞，温其寒气。

《三因》论：其寒呕、热呕、痰呕、食呕、血呕、气呕。寒，因胃寒伤食，四肢厥冷，脉弱，宜四逆汤，又云冷吐先觉，咽酸见厚。热，食入即出，烦躁脉数，柴胡汤。痰，昔肥今瘦，肠间有声，食与饮并出，宜半夏、人参主之。食呕，因胃虚，寒气在上，忧气在下，朝食暮出，不消，宜养胃汤主之。血，因瘀蓄冷，血聚于胃口，因忧怒气攻，血随食出，宜茯苓汤主之。气，胃者阳明，合荣于足，今随气上逆，心膈胀，呕却快，宜茱、参主之。

方论：咳逆切忌热药，丁香类。病皆胃虚，阴火所乘，宜参、术大补之药类。如痰实者，察以病因，形气俱实，以人参芦吐之。有伤寒差后呕者，当去余热。有酒家呕，解酒治之。有脚弱脾疼而呕者，此脚气内攻，依脚气门治。有中毒而呕者，解毒治之。有怀孕恶阻者，依恶阻治之。有心中风、心中寒、肝中风、中湿、脾痹。女子患呕吐甚者死，以其阴在上故也。

论：皆属于火。呕则心下痞，半夏泻心汤。干呕而利者，黄芩半夏汤。呕吐，谷不得入，小半夏汤。呕吐，病在膈上，猪苓汤。食已即吐者，大黄甘草汤。胃反，吐而渴，茯苓泽泻汤。似呕不呕，似哕不哕，无奈，姜汁半夏汤。哕逆上气者，陈皮竹茹汤陈皮、人参、甘草、竹茹。先呕却渴，为水停心下者，五苓主之。

桔梗汤　治上焦气热所冲，食已暴吐，脉浮而洪以下出刘。

桔梗　白术各一两半　半夏曲二两　陈皮　枳壳炒　白茯苓　厚朴制，一两

水煎，下木香、槟榔末各一钱。大腑燥结，加承气。

荆黄汤　治前证热气甚者。大腑燥结，加承气。

荆芥穗一两　人参五钱　甘草二钱　大黄三钱

水煎，下木香、槟榔末二钱。

清镇丸　治前证头痛有汗，脉弦。

柴胡二两　黄芩七钱半　半夏　甘草各半两　青黛二钱半　人参五分

上末，姜汁浸炊饼为丸如梧桐子大，姜汤送下，食后服。

紫沉丸　治中焦吐。食积与寒气相假，故吐而痛。

半夏曲　乌梅去核　代赭石　砂仁各三钱　杏仁去皮尖　沉香　木香各一两　槟榔　丁香各二钱　陈皮五钱　白豆仁五钱　白术一钱　巴豆霜五分，另入

上末，醋糊为丸如米大，姜汤送下，五十丸。

木香白术散　治前证腹中痛，是脾持实紧强，宜和之。

木香一钱　白术五钱　半夏曲一两　槟榔二钱　茯苓五钱　甘草四钱

上浓煎，芍药汤加生姜煎，下二钱。无积者宜之，有积而痛，手不可按。

附子丸　治下焦，朝食暮吐，暮食朝吐，大便不通。

附子炮，五钱　巴豆霜一钱　砒五分，另研

上为末，黄蜡为丸如梧桐子大，每服二丸，冷水下，利为度。更服紫沉丸不令再闭。

安胃散　李先生治呕吐哕，以胃寒所致。

丁香五分　吴茱萸　草豆蔻　人参各一钱　甘草炙，五分　黄

芪二钱　柴胡五分　升麻七分　陈皮五分　黄檗五分　苍术一钱　当归一钱半　半夏　茯苓　陈皮此三味治呕吐痰涎、痰饮为患加之，寒否。

水煎，稍热服。

秘方　治痰呕吐。

二陈汤　山栀炒　黄连　姜汁　香附

虚，加参。

咳逆丹　寒则可用。此世俗之劫方也，可戒。

丁香　柿蒂一钱　竹茹

汤点。

有人恶心，吐虫数条后，乃频作。服杀虫药，则吐虫愈多。六脉皆细，非虫脉也，乃脏寒而虫不安矣。

有人呕，饮食皆不得进。治呕愈呕，此胃风也。

有论吐有三证：冷吐，先觉咽酸呕，然后吐食，脉小滑者是。叔和云：关滑，胃寒不下食。伤寒汗下过多，胃中虚冷，食久反吐，亦属于寒。胃热而吐者，闻谷气则呕，药下则吐；或伤寒未解，胸中有热，关脉洪，宜凉。胸中有宿食，或痰饮，或停水，关前沉而伏者，宜吐之。

《三因》论：呕吐出于胃，故有寒、热、食、痰、血、气。

论哕逆，则咳逆也。大率胃实则噫，胃虚则哕。此由胃中虚，膈上热，故哕或至八九声相连，收气不回，惊人者。若伤寒久病得此，甚恶。《内经》所谓坏腑是也。

亦有其哕而心下坚痞，眩悸者，以膈间有痰水所作，非前虚之危比也。痰则半夏汤主之；哕，虚，**橘皮竹茹汤**主之。

陈皮　竹茹　人参　甘草

有漏气，病者身背皆热，肘臂挛痛，其气不续，膈间厌闷，食入则先吐而后下，名曰漏气。此由上焦伤风，开其腠理，经气失道，邪气内着，**麦门冬汤**主之。

麦门冬　生芦根　竹茹　白术　人参　甘草　茯苓　陈皮　葳蕤

有走哺，病者下焦实热，大小便不通，气逆不续，呕逆不禁，名走哺。人参汤主之。前方加芩、知母、石膏、山栀，去竹茹、麦门冬。

噎膈

脉　脉涩小，血不足。脉大而弱，气不足。又，脉同胃反。

因　血虚血，阴血也，主静，内外两静，火则不生焉。脏腑之火起气虚气，肺，金生水，制火不起。脏腑之火炽，而或因金水二气不养，或因阴血不生，肠胃津涸，传化失宜，或因痰膈妨碍升降，气不交通，皆食入复出，谓之膈噎，即翻胃也，噎病也。

大概因血液俱耗，胃脘亦槁，其槁在上，近咽之下，水饮可行，食物难入，间或可食，食亦不多，名之曰噎。其槁在下，与胃为近，食虽①可入，难尽入胃，良久复出，名之曰膈，亦名翻胃。大便秘小便②羊矢，热，然名虽不同，病本一也。

张论：三阳结，谓之膈三阳，大肠、小肠、膀胱也。结，结热也。小肠结热则血脉燥，大肠结热则后不通，膀胱结热则津液涸。三阳既结，则前后闭，必反而上行，此所以噎食不下，纵下而复出也。宜先润养，因而治下。或涎痰上阻，轻用苦酸微微涌之。

---

① 虽：原作“难”，据《脉因证治》改。

② 小便：《脉因证治》作“少如”。

证　《三因》有五噎：气噎者，心悸，上下不通，噫哕不彻，胸背痛。　忧噎者，遇天阴寒，手足厥冷，不能自温。劳噎者，气上膈，胁下支满，胸中填塞，攻背痛。思噎者，心怔悸，喜忘，目视𥆧𥆧。食噎者，食无多少，胸中苦寒，痛不得喘息。

五膈：忧膈者，胸中气结，津液不通，饮食不下，羸瘦短气。思膈者，中脘实满，噫则醋心，饮食不消，大便不利。怒膈者，胸膈逆满，噎塞不通，呕则筋急，恶闻食臭。喜膈者，五心烦热，口舌生疮，四肢倦重，身常发热，胸痹引背，食少。恐膈者，心腹胀满，咳嗽气逆，腹中若冷，雷鸣绕脐痛，不能食。

治　治法，宜以润养津血，降火散结，万药万全。

有人血耗，便如①羊屎，病反胃半年，脉涩而不匀，不大便八九日，先与甘蔗汁煎六君子汤，加附子、大黄与之，伺便润，令以牛乳服之。

方

四物汤

陈皮和白　红花酒　桃仁留尖　驴溺防其成虫

秘方　治膈噎。

童便　牛羊乳　韭汁　竹沥　蜜润燥　姜去秽　甘蔗汁解酒毒

气虚加四君子，血虚加四物。

胡荽丹　治反胃，气结所致。

乌鸡一只令净，胡荽子入鸡中，缝之，煮熟食之，渐尽不得，再一只妙。

① 如：原作“加”，据《脉因证治》改。

卷之下

疮疡

脉 脉沉实，发热烦躁，外无焮赤痛，其邪深在内，故先疏痛，以绝其原。脉浮大数，焮肿在外，当先托里，恐邪入于内。脉不沉不浮，内外证无，知其在经，当和荣卫。浮者太阳，长者阳明，弦者少阳。浮者在表，宜行经行经药，黄芩、黄连、连翘、人参、白术、木香、槟榔、黄檗、泽泻，在腰以上至头者枳壳。沉者在里，宜疏利脏腑用前煎药中加大黄，痛者加当归、黄芪等止之。缓者身重除湿缓者湿胜，故重。脉大，心躁乍热大者，心脉有热。脉弦，眩运，去风，肝脉涩者，气滞亡津，泻气补血涩者，血虚。脉弦细，便溺多，泻寒水紧细为膀胱寒水。

因 火之属。湿热相搏，肌肉败坏而为脓。营气不从，逆于肉里，乃生痈肿营气，运气也，逆而不行，其源在经。湿气外伤，害人皮肉皆营气之不行也，其在外盛则内行。膏粱之变，足生大丁皆营逆行，凝于经络，其源在里，发于表也。

疮疡诸证，皆营，营者，运气盛，偏助火邪而作，随虚而出于经络也。如太阳经，从背而出。少阳虚，从须而出。阳明虚，从髭而出。督脉虚，从脑而出。微热则痒，热甚则痛。血虚则痛甚，热甚则肿甚。

治 治法，外者宜以辛凉发之，通圣、凉膈解毒是也。内者，宜以苦寒下之，三黄汤、玉烛散是也。中者，宜调经凉血等是也。

肿疡，宜解毒下之是也。溃疡，宜托里补之是也。如显[1]经加通经之药妙矣。夫邪气内蓄肿热，宜砭射之也。气胜血聚者，宜石而泄之。疮家呕吐有二：如肿疡年壮，谓伏热在心，可降其火；如溃疡年老，发呕不食，谓虚，宜大补。

疮家不治证，不知痛痒麻木者死。肉黑反莲者死。毒在脏，发在俞穴者死。病疮腰脊瘈疭者死。凡病丁，初如伤寒，不食，胸膈闷，喘促昏冒者死。

内疏黄连汤　治呕哕发热，脉沉而实，肿硬，色不变，根深，脏腑秘涩。

黄连　芍药　当归　木香　槟榔　黄芩　栀子　薄荷　桔梗　甘草各一两　连翘二两　大黄便秘加之

复煎散　治肿焮于外，根盘不深，脉浮，邪气盛则必浸于内，宜托之。

地骨皮　黄芪　芍药　黄芩　白术　茯苓　人参　当归　桂　甘草　防己各一两　防风二两

上以苍术一斤，水五升，煎至半，去柤入药，煎服。便秘加大黄，热加黄连。

黄连消毒汤　治一切疮疽背脑加大黄、五味子名千金内托散，治痈疽，使气血克实，则脓如推出也。

黄连一钱　黄芩　黄檗　地黄　知母各一两　羌活一钱　独活　防风　藁本　归尾　桔梗　连翘各四两　苏木二分　防己五分　泽泻二分　黄芪　人参　甘草各三分

远志酒、忍冬酒，不问肿溃，皆有奏捷之功，然二酒有补性归血之效。

---

① 显：《脉因证治》作“温”。

金银花汤　治痛，色变紫黑者，回疮。

金银花并枝　甘草各二两　黄芪四两

酒一升，闭口重汤煮服、酒煮皆可。

乳香散　治疮口大。

寒水石煅　滑石各一两　乳香　没药半钱　脑子少许

上末，糁疮口。

雄黄散　治恶肉不出。

雄黄一钱　巴豆一个，去皮　乳香　没药少许，另研

上末，另研巴豆极细末，和匀上肉。

木香散　治久不收口。

木香　槟榔一钱　当归一钱　黄连二钱

上为末，糁之。

出剩骨，血竭草罨之自出。

治漏疮剩骨

青橘叶　地锦草

上二件，杵成膏。先洗疮口净，用杜牛膝根内入疮中，以膏敷之缚定。

一上散　治诸般疥癣。

雄黄五钱，另研　硫黄五钱，另研　斑蝥三个，去翅足，另　黑狗脊另　寒水石　蛇床子炒，各五钱

上细末，同匀，油调搽上，加法随病。

金丝疮，其状如绳线，巨细不一，上下行，至心即死。可于疮头上截经刺之，以出血后，嚼萍草根涂之，立安。

丁疮刘先生方

乌头尖　蝎梢　雄黄各一钱　蜈蚣一只　硼砂　粉霜各五分　附子尖一钱　轻粉　麝香各五分　乳香五分　信石二钱半

上末，先破疮出血，了以草杖头，用纸带入于内，以深为妙。

丁疮毒气入腹，昏闷不食。

紫花地丁草　蝉退各五钱　贯众五钱　丁香　乳香各一钱

上末，温酒下二钱。

治丁疮李先生方

归尾　没药　白及　乳香　藁本　杏仁　黄丹　蓖麻　粉霜　巴豆　木鳖子　芝麻油　桃柳枝

上煎如法。白菊花紫茎者，汁服租敷，茜草根叶亦可。

丁疮先痒后痛，先寒后热，定则寒，四肢沉重，头痛，心惊，眼花呕逆则难治。

贴杖疮

虎骨　柏皮　黄连　黄芩　苦参

五味入油煎，又数沸，次用纸贴上。

又方，前方加当归、地黄、芍药、五味子，如法入油煎，纸贴上。

恶疮

霜后凋芭蕉叶，干为末，香油调，敷油纸掩。先用忍冬藤、葱、椒、金丝草洗。松上白蚁泥、黄丹各炒黑，香油调敷，外用油纸夹上，日易，后用龙骨、没药于口上收肉。黄丹入香油煎，入朴硝抹疮上。

口疮神方

焰硝　硼砂

含口不开，以南星于涌泉醋敷之。

饮酒口糜，导赤散、五苓散。

风寒遏绝，阳不伸，声不出。

半夏制一两　草乌头　桂各一钱

水煎服。

赤口疮

白矾飞　没药　乳香　铜绿

上为末，糁。

白口疮

雄黄　没药　乳香各一钱　轻粉五分　巴豆

上为末糁。

唇紧燥裂生疮，用青皮烧灰，猪脂调敷，夜卧，头垢敷亦可。

口痛疮

五倍子一两　黄檗蜜炙　滑石各五钱　铜绿

上为末，糁。

白蔷薇根汁漱之良。有小儿口疮不下食，众以狐惑治之，必死。后以矾汤，于脚上浸半日，顿宽。以黄檗蜜炙、僵蚕炒，上末敷，立下乳而安。

手痴疮

皂角　枯矾　轻粉　黄连　黄檗

沙疮，棚地藤烧灰为末。

足上毒疮，陀僧、黄连末敷有法、旱莲草盐敲奁、桑白皮打烂作饼盖，干易之。

杜牛膝盐捣奁　无名异　金星草俱可

黄檗、乳香、龙骨为末敷之。

治脚上疮，五倍子研末，牛脚同髓调，厚敷。

治阴疮

腊茶　五倍子等分　腻粉少许　敷。

又雄黄末敷。

痈疽附瘿瘤

脉 脉数，身无热，内有痈也脉数应当发热，而反恶寒，若有痛处，当发其痈。脉数而虚，咳唾涎沫，为肺痿。脉数而实，或滑，咳则胸中隐隐痛，为肺痈。脉紧而数，脓为未成；紧去但数，脓为已成。脉滑而数，小腹坚满，小便或涩，或汗，或寒，为肠痈。设脉迟紧，聚为瘀血，下血则愈；设脉洪数，脓为已成。肠痈，脉滑为实，数热。卫数下降，荣滑上升，荣卫相干，血为败浊，皆湿热之所为也。

死之地分伏兔、腓腨、背、脏俞、项上、脑、髭、鬓、颐。

因 火郁之毒，气结之毒，从虚而出也薄处先穿之义。师全用补。盖厚味之火，气郁之结，壅滞经络，或引痰饮，血为之滞，气为之乱，积久从虚而出其经也。夫阴滞于阳则痈，阳滞于阴则疽气得邪而郁，津液稠黏，为痰、为饮，而久渗入肺，血为之浊，此阴滞于阳也。血得邪而郁，坠道阻隔，积结渗出脉外，气为之乱，此阳滞于阴。

肺痿，热在上焦。肺痈，乃风伤于卫，热过于荣，血为凝滞，蓄结成痈。囊痈，乃湿热下注也。有作脓者，此浊气顺下，将流入渗道，因阴道亏水道不利而然，脓尽自安。骨疽，因厚味及酒后涉水得寒，故热邪深入髀枢穴左右，积痰老血相搏而成也。内疽，因饮食之火，七情之火，相郁而发，在腔子而向里，非于肠胃胸腰也。以其视之不见，故名之内疽。

证 肺痿病，多涎唾，小便反难而数，大便如豚脑，欲咳不咳，咳出干沫，唾中出血，上气喘满，或燥而渴者，寸口脉数而虚，按之涩。

肺痈病，咳逆上气，浊唾如粥脓血，胸中隐痛。又咳唾脓血，口燥，或喘满不渴，唾沫腥臭，时时振寒，寸口脉数而实，按之滑。

肠痈病，小腹重，强按则痛，坚满如肿，小便数似淋或涩，或自汗，复恶寒。又身甲错，腹皮急，按之濡如肿状，腹如聚积，按之痛如淋，小便自调。甚者腹胀大，转侧闻水声，或绕脐生疮，或脓从脐出。

背痈，脉数，身无热而反恶寒，若有痛处，皆发其痈。

附骨疽与白虎、飞尸、历节皆相似。历节，走注不定；白虎飞尸，痛浅，按之便亦能作脓，着骨而生；附骨疽，痛深，按之无益。

治　治法宜补气血，泻火散气。初觉，可宣热拔毒；已溃，则活血补气。用分经络气血多少，可补可驱毒，如少阳分少血多气，宜补。

千金内托散内托之名，使气血充实，则脓如推出也

羌活　独活　藁本各一钱半　防风身梢　当归梢各半钱，身四钱　连翘三钱　黄芩酒　黄芪　人参　甘草炙一钱半，生半钱　陈皮　苏木　五味各半钱　黄檗酒　知母酒　生地酒　黄连酒，各钱半　汉防己酒　桔梗各半钱　山栀　猪苓去皮　麦门冬去心，各二钱　大黄三钱，酒

作二服，水煎。

验方　有妇人年七十，性好酒，形实性急，脑生疽，脉紧急，切涩。

大黄锦纹，酒炒　人参酒炒熟

每服一钱，姜汁煎服。

验方　有人年五十，形实色黑，背生红肿，近脊骨下痛甚，

脉浮数而洪紧，食亦大呕，时冬月。

麻黄　桂枝冬月用之　生附脉紧加之　黄檗酒炒　瓜蒌　甘草节　羌活　青皮　半夏　人参　黄芪

加生姜，水煎。

验方　初生一切疮、疖、痈、疽、发背，服之殊效，亦能下死血。

大黄　甘草　辰砂　血竭

酒下。

解毒丹，治一切发背、痈、疽、金疮、金石毒。散肿消毒，轻者可用紫背车螯大者，盐泥固济，煅红，出火毒，甘草膏丸，甘草汤下。恶者，用寒水石煅红入瓮，沉井中，腊猪油调敷。

又一方，以轻粉为佐，又以灯草为佐，散肿消毒，轻者可用。

清凉膏　治发背。

归　芷　木鳖　鱼肉　白及　黄檗皮　白蔹各一两　乳香研　腻粉少许　白胶少　丹五两　麻油十两

上煎六味，候紫色去之，入槐、柳枝各七寸，再煎，入丹，临时入下。

三生散　治漫肿光色附骨痈。

露蜂房　蛇蜕　头发等分，烧灰存性

三钱，研细，酒送下。

曾用五灰膏，敷一宿，待恶肉腐，以刀去之尽，以香油蘸在绵上，纽干覆之。待好肉如岩盒状，方可收口，收口用龙骨、白蔹、乳、没等敷。

内疽用四物汤加减服之有人性急味厚，在胁下一点痛，每服热燥之药，脉轻则弦、重则软，知其痛处有脓，因作内疽治。

甘草干姜人参汤　治肺痿。

甘草四两　干姜二两　人参一两　枣三个

煎服。

小青龙汤治肺痈，先解表之邪也，此治痈疡之法也。

葶苈大枣泻肺汤　治肺痈，喘不得卧也。

葶苈炒黄研，丸弹子大。水三升，入枣先煎二升，去枣入葶苈，煎至一升，顿服之。先进小青龙三服，后进此。

桔梗汤　治咳胸满，唾如米粥，当吐脓血。

甘草　桔梗各一两

苇叶汤　治咳有微热烦，胸心甲错，此治溃疡之法也。

苇叶二升切　薏苡仁　瓜仁各半斤　桃仁五个，去皮尖

煎服。

方

瓜蒌连穰一个，煎。

薏苡附子败毒散　治肠痈身甲错，腹皮急胀，如胀，本无积聚，身无热，脉数者。

附子炮，削　败酱各二钱　薏苡仁十个

水煎。

大黄牡丹汤　治肠痈，小腹，或偏在膀胱左右，大如掌，热，小便欲调，时自汗，脉迟紧，未成脓可下之，脓成不可下。

大黄四两　牡丹皮三两　芒硝二两　瓜子一个　桃仁五十个

水煎，顿服。

云母膏，有女腹痛，百方不治，脉滑数。腹微急，脉当沉细，今反滑数，以云母膏下之。云母膏丸梧子大，百丸。阿胶烊入酒下之脓血为度，可止。

青皮当归汤　治便痈，李先生方。

青皮　防风　当归　甘草梢

煎服，空心。

桃仁承气汤张先生治便痈。

验便毒方，胡芦巴末服，川楝灰亦好。

附骨疽方

黄檗　青皮行　桂枝冬加　黄芩夏加　牛膝虚加　甘草　姜汁辛散　麻黄发不动加　苍术

防风通圣，去硝黄，入生犀角末、浮萍末，治骨疽。

瘿状，多着肩背。如坚不可移，名石瘿；皮色不变，名肉瘿；如筋脉露结，名筋瘿；赤脉交络，名血瘿；随忧愁消长，名气瘿。

瘤状，随气凝结。有骨、脂、肉、脓、血之瘤。

乳　痈

乳房为阳明所经，乳头为厥阴所属，儿病皆阳经也。

厚味湿热之痰，停蓄膈间，与滞乳相搏而成。滞乳，因儿口气吹嘘而成。有怒气击其滞乳而成。凡病皆阳明经也，浅者为痈，深者为岩。

宜疏厥阴之滞，清阳明之热，行污血，散肿结。

方

石膏煅，清阳明　橘皮烧　瓜蒌子消毒　甘草节行血　青皮疏厥阴　白芷　蜂房　台芎　香附二味郁气加之　葛根

酒、姜汁饮。

又方

大黄　天花粉　当归一两　甘草节以下各半　瓜蒌子　穿山甲陈壁土炒

瘰

大抵食味之厚，郁气之积，曰毒，曰风，曰热，皆此三端，拓饮变换。须分虚实，实者易治，虚者可虑。夫初发于少阳一经，不守禁戒，延及阳明。盖胆经主决断，有相火，而且气多血少。

外有虾蟆瘟无核但肿。瘰在阳明、少阳经。瘿或隐僻处。结核按之走痛。劳瘵结核连数个耳边，或聚或散。瘤等亦同。

宜泻火散结。虚则补元气，实则泻阴火。补则十全，下则玉烛散。

化坚汤

升麻一钱　葛根半钱　漏芦足阳明　牡丹皮三分，去瘤血　归地黄生熟各三钱　连翘一钱　芪护毛皮，生血脉，一钱　芍药收散，三分　桂散结，寒因热用，二分　柴胡八分同翘　黍黏消毒　羌活一钱　防风　独活各半钱，散结　昆皮软坚　广木三棱削坚　人参　厚朴腹胀加　黄连　陈皮　木香气不顺加　大黄便秘加

大黄汤

大黄煨　皂角刺　甘草炙

水煎服。以麝香、瓜蒌仁敷之。

治法：未破核用火针针其上，即用追毒膏，点苎线头，内针孔中。又用杜牛膝捣敷，缚其上，一日一易。脓将尽，又用生玄参、地榆、滑石、寒水石、大黄等末敷，缚其疮。又用白厄菜、墨草同缚其疮。以寒水石、大黄、消、龙骨、木香、槟榔末收口。后又用竹茹，亦能长肉，白膏药收后。红不退，用北蠮螉窠敷。如已溃久不收口，须用香油灯烧铁铬，烙其腐处，尽后，依前治之。

治耳接耳边项上生块核。

五味子　香白芷

为末，蜜调敷。

猳鼠尿以黄泥炉煅　楂树叶汁敷。

去瘰疬毒

皂角子五两　大黑豆一斤　甘草一两　冬青叶汁一升

上煮汁，干为度，常食，不过两料。

有人用雄黄、砒、乳香三味入米粽内，捻饼盦瘰疬、瘤，自能开腐。

发　斑

因治　李论：发斑有属表、属里二证。属表，因风挟热痰，通圣微汗之，下之不可。属里者，因胃热，助手少阴心火，入于手太阴肺也，故红点如斑，生于皮毛之间耳，白虎、泻心、调胃承气，从长而用之。

丹　疹

因　热与痰，血热也。夫斑、痘、疹、丹，皆恶毒血热蕴蓄于命门，遇相火合起则发也。外有赤游风、天蛇汉、丹疹、瘾斑，其状不同，因则一也。

治　张归之少阳相火。如遇热之时，以通圣辛凉解之。如在寒之时，以葛根、升麻辛温解之。如患疮疱黑陷，腹内喘满者，热而气也，急以白虎解热，加参参主喘主之，全出以凉膈调之。凡丹从四肢复者，死。

消毒汤

麻黄根　羌活　川芎　藁本　细辛　柴胡　升麻　葛根

芩酒生　地黄　黄连　黄檗　连翘　红花　苏木　当归　白术　苍术　吴茱萸　陈皮　甘草　防风

金疮附油火刀犬伤

脉　金疮出血太多，脉沉细者生，浮数实大者死。

治

没药散　治刀箭伤，止血住痛。

定粉　风化石灰各一两　白矾三钱，枯　乳香半钱，另研　没药一字，另研

和匀糁之。

圣愈汤　治出血太多。

四物汤　人参　黄芪

煎服。

金疮刀伤见血方

降真香末，细贴之　石灰和人血作饼，旋于贴之火烧　大黄煨　石膏研细，桐油二分，水一分，拌，抹上

又用淹灰楂敷亦良。

救苦散　治热油、火伤、刀斧损、犬咬。

用寒水石，油调涂上。

癫犬咬

白芷　蝉退

酒调下，醉，又以槐根皮着疮上，灸。

倾　仆

脉　倾仆，内有血，腹胀满，脉坚强者生，小弱者死。

证　瘀血为病，或痰涎发于上。

治　同中风证。恶血归内，留于肝经，胁痛自汗，治宜破血行经。

张论：坠堕便生心恙，痰涎发于上也。治宜涌之三圣散。凡杖打闪肭疼痛，皆血滞证，可下之忍痛则伤血也。

神应散　治瘀血，大便不通。

大黄酒浸，一两　桃仁　红花二钱　瓜蒌根二钱　穿山甲二钱，炮　当归三钱　柴胡引经　麝香透

热酒送下。

紫金丹　治骨节折伤疼痛。

川乌炮　草乌炮，各一两　五灵脂半钱　木鳖子去壳　黑丑各半钱　威灵仙　骨碎补　金毛狗脊　麝香　没药　红娘子各二钱五分　防风半钱　自然铜烧淬　禹余粮淬，四两　地龙　乌药　青皮　陈皮　茴香各半钱

上醋糊为丸，如梧桐子大，每服十丸，酒下。

杖打闪肭皆同血滞证，可下之忍痛则伤血，余同上治。

百药中伤

脉　脉浮涩而疾者生，微细者死，洪大而迟者亦生。

治　治法，在上者吐之。

解毒丸　治食毒物，救人于必死，甚者，大戟吐，取下。

板蓝根四两，干　贯众一两，去土　青黛　甘草

蜜为丸，青黛衣。

秘传方　治中毒药。

续随子　甘草　五味子

茶清下一二碗，取吐。

有人用肉豆蔻、白豆蔻、缩砂、甘草为末，入大戟、麝香、

五倍、细茶服之吐下。

癫狂附痫

脉 脉大坚疾者，癫病。脉大滑者，自已。脉小急实者死。循衣缝者死。虚而弦急死。脉虚弦为惊。脉沉数为痰热。身热手足冷死。

因 痰、火、惊。

血气者，身之神也。神既衰乏，邪因而入。夫血气俱亏，痰客中焦，妨碍升降，不得运用，以致十二官各失其职，神听言动，皆有虚妄，宜吐之而安。肺入火为谵语。肺主诸气，为气所鼓舞，火传于肝，为之寻衣撮空，胃中大热实，熏于心肺，亦能谵语，宜降火之药。惊其心血，心者神之舍，不得宁也，积痰郁热，随动而迷乱，心神无主，有似邪鬼，可先吐之，后以安神丸主之，佐以平肝之药，胆主惊故也。

证 狂言、谵语、郑声辨。

狂者，大开目，与人语所未尝见之事，为狂也。谵语者，合目，自言用常行之事，为谵也。郑声者，声颤无力，不相接续，造字出于喉中，为郑声也。阴附阳则狂，阳附阴则癫，脱阳者见鬼，脱阴者目盲。又蓄血证，则重复语之。

治 痰者吐之，三圣散。火者下之，承气汤。惊者平之，安神丸。

方，总治。

黄连　辰砂二味降火　瓜蒌　南星　半夏三味行痰　青黛　柴胡　川芎三味平肝①

① 肝：原作“脉”，据《脉因证治》改。

桃仁承气汤 治热入血室，发狂。

犀角地黄汤 治瘀血狂妄。因汗不彻，吐衄不尽，瘀血在内，面黄唇白，便黑，脚弱气喘，甚则狂闷。

犀角一两 生地黄八两 芍药三两 牡丹皮 大黄二两。脉大迟，腹不满，为无热，减之

煎服。

洪、长、伏三脉诸痫发斑，以《局方》妙香丸以针透眼子，冷水浸服之。

弦、细、缓三脉诸痫，似狂李和尚五生丸。

治痫

黄丹 白矾等分

研细，用杨树火煅过曲丸。

治痫

川芎二两 防风一两 猪牙皂角 郁金各一两 黄赤金蜈蚣各一条 明矾

上细末，蒸饼，丸梧桐子大，空心，茶清下十五丸。

惊 悸

脉 寸口脉动而弱，动为惊，弱为悸。趺阳脉微而浮浮为胃气虚，微则不能食，此恐惧之脉，忧迫所作也。寸口脉紧，趺阳脉浮，胃气则虚，是以悸。肝脉惊暴，有所惊骇。惊生病者，其脉止而复来目睛不转，呼吸不能气。

证 悸有三：惊悸、忪悸、痰饮闭于中脘。其证短气自汗，四肢浮肿，饮食无味，心虚烦闷，坐卧不安。悸者，心筑筑然而动。

治 因血虚肝主血，无血养则木盛，易惊，心神忤乱，气与涎

结，遂使惊悸。血虚，治宜朱砂安神丸。

气涎相郁在心胆经，宜温胆汤。

小儿惊搐，涎潮如死，乃母胎时受怖，为腹中积热，可坠痰涎，镇火清心等是也。

松悸因失志气郁，涎聚在心脾经，治宜定志丸失志者，或事不如意，久思所爱。

少阴心悸，乃邪热入于肾，水乘心，唯肾欺心，火惧水也。治在于水①，以茯苓导其湿，四逆散调之。枳实、柴胡、芍药、甘草是也。与惊悸不同，名亦谓之悸，故书以别之。

治惊悸、癫痫、狂妄，大率痰宜吐之，火则下之，血虚宜补血平木降火。

发搐痰饮为证，脉必弦涩，皆用下之。

外有肝痹、肺疟、心虚寒，皆惊。

朱砂安神丸 治血虚惊悸凡血虚则木火盛也。

朱砂一钱，另 黄连一钱二分 甘草半钱 地黄生，三钱 当归半钱

炊饼为丸。

温胆汤 治心胆怯易惊。

半夏 竹茹 枳实二两 茯苓一两五钱 陈皮三两 甘草一两

寒水石散 治因惊心气不行，郁而生涎，结为饮。

寒水石煅 滑石水飞，各一两 甘草一钱 龙脑少许

热则水下，寒则姜下。

疝癞

脉 寸口弦紧，为寒疝弦则卫气不行，卫气不行则恶寒，紧则不欲

① 水：原作“木”，据《脉因证治》改。

食。寸口迟缓迟为寒，缓为气，气寒相搏，转绞而痛。脉沉紧豁大者，为虚。脉滑为疝，急为疝，搏为疝，见于何部而知其何脏。

因证 盖病全在肝经。因湿热在经，抑遏至久，又感外寒，湿热而郁而作痛，或大劳则火起于筋，醉饱则火起于胃，房劳则火起于肾，大怒则火起于本经。

火郁之甚，湿气便盛，浊液凝聚，并入血隧，流于肝经，为寒所束，宜其痛甚。因痰饮食积流入厥阴，聚结成核。因瘀血结于本经。因虚而感，或内火外寒郁之。肝经与冲、任、督所会，聚于阴器，伤于寒则阴缩入，伤于热纵挺不收。属木，性速急，火性暴而暴矣。

张论七疝：

寒疝，因湿地、雨水、风冷处，使内过多。其状囊冷结硬如石，阴茎不举，或控睾丸而痛，宜以温剂下之。久而无子。

水疝，因醉过内，汗出遇风，湿之气聚于囊中。其状肾囊肿痛如水晶，或痒搔出黄水，小腹或按之作水声，阴汗，治宜逐水。

筋疝，因房劳及邪术所使。阴茎肿或溃脓，或痛而里急，筋数缩，或挺、下收，或白物如精，或茎痛，痛极则痒，宜降火下之。

血疝，因使内气血流溢，渗入脬囊，留而不去，结成痈脓。多血，状如黄瓜，在小腹两旁，横骨约中，俗云便痈，治宜和血。

气疝，因号哭忿怒，气郁之而胀，哭怒罢则散。其状上连肾区，下及阴囊，宜以疝气药下之。小儿有此，因父积怯，故不治。

狐疝，与气疝大同小异。状如仰瓦，卧则入小腹，行立则出囊中，宜逐气流经之剂下之。

㿗疝，因地卑湿，江淮间所生。其状重如星斗，不痒不痛，宜去湿之药下之。女子阴户突出，虽此类，乃热不禁固也。

玉茎挺长亦湿热。小柴胡汤加连，有块青皮外用丝瓜汁调五倍子敷。

《三因》有四㿗：

肠㿗，因房室过度，元脏虚冷，肠边膂系不收，坠入囊中，上下无定，此难治也。

气㿗，因七情脏气下坠，阴㿗肿胀急痛，易治之。

水㿗，湿气得之，则肿胀其阴，易治也同㿗疝。

卵㿗，因劳役坐马，致卵核肿胀，或偏有大小，上下无常，此难治也。

外有妇人阴门挺出，亦名㿗病。

治

丁香楝实丸 治疝以下出李

当归酒制，去芦 附炮，去皮脐 川楝 茴香

以上各一两，剉，酒三升同煮，酒尽焙干作末，入下药：

丁香木香各半钱 全蝎十三个 玄胡五钱

上同为末，酒糊丸如梧桐子大，每服三十丸至百丸，温酒下。

参术汤 治虚疝，脉豁大者是。

人参 白术 栀子 香附

仓卒散 治寒疝入腹，心腹卒痛，小肠膀胱气绞，腹冷重如石，白汗①。

---

① 白汗：证名。出自《素问·经脉别论》。

山栀四十九个，烧半过　附子一个，炮

酒煎二钱。又一方，乌代附。

神应散　治诸疝心腹绞痛不忍，此方能散气开结。

玄胡索　胡椒　或加茴香

酒煎二钱。

牡丹丸　治寒疝，心腹刺痛及血。

川乌炮，去皮脐　牡丹皮四两　桃仁炒，去皮尖，另　桂各五两　青皮

上为末，蜜为丸，酒下。

桃仁汤　治癞疝。

桃仁如法　茱萸　桂枝　蒺藜　青皮　茯苓　槟榔　海藻　枳壳　三棱　木香　莪术任意加减

张用导水、禹功、猪肾、通经等散下之。

秘方　治诸疝。

枳实止痛　山栀　茱萸　橘子　山楂去核积　桃仁瘀血加之　川乌劫痛同栀　桂枝不定必用　荔枝核湿则加之　青皮

守丸　治癞疝要药，不痛。

苍术　南星　半夏　白芷散水　川芎　枳实　山楂

应痛丸　治败精恶物不出，结成疝，痛不忍。

阿魏二两，醋如荞麦面裹，煨火热　槟榔大者二个，刮空的乳香满盛，将刮下末，用荞麦面拌作饼，熳火煨

上细末，入硇砂一钱，赤芍药一两，同为面糊搜和，丸如梧桐子大，盐酒下。

雄黄散　治阴肿大如斗，核痛。

雄黄一两　矾二两　甘草半两

煎洗。

天罗筋烧灰，治疝。

脚 气

脉 浮弦者风，濡弱者湿，洪数者热，迟涩者寒，微滑者虚，牢坚者实，结则因气，散则因忧，紧则因怒，细则因悲。

入心则恍惚妄谬，呕吐，食不入，眠不安，左寸脉乍大乍小乍无，死。

入肾则腰脚俱肿，小便不通，呻吟，目额皆黑，冲胸而喘，左右尺脉绝者死。

因 因湿之为南方之人自外而感，北方之疾自内而致。

南方之人，当风取凉，醉房，久坐湿地，或履风湿毒气，血气虚弱，邪气并行肤腠，邪气盛，正气少，故血气涩，涩则痹，虚则弱，病发热。四肢痰疼烦闷者，因暑月冷湿得之；四肢结持筋者，因寒月冷湿得之。北方之痰，因湩酪醇酒之湿热下注，积久而成肿满疼痛也。治宜下药，泄越其邪。

证治 病胫肿，小腹不仁，头痛烦心，痰壅[①]吐逆，时寒热，便溲不通，甚者攻心而势迫，治之不可后也。此壅之疾，壅未成，当宣通之，调以黄檗、苍术，湿类佳也；壅既成，当砭恶血，而后以药治之。攻心脚气，乃血虚而有湿热也，治宜四物以加檗。筋动转而疼者，乃血受湿也，治加桃仁、芩、连；有痰积流注，加竹沥、姜汁、南星是也。

李曰湿淫所胜，治以苦温。以苦辛发之，透关节胜湿为佐；以苦寒泄之，流湿清热为臣。故立当归拈痛汤一方以治之。

---

① 壅：塞。阻塞；阻挡。汉·董仲舒《春秋繁露·五行顺逆》："则民病血壅肿，目不明。"

《中藏》论脚气，自内，喜怒忧思，寒热邪毒之气，注于脚膝，状类诸风，谓之气脚也。自外，风寒暑湿，皆有不正之气，中于脚膝，谓之脚气也。实者利之，虚者益之，六淫随六法以发之，七情随六气以散之。

《三因》论乃风寒暑毒气袭之也。风则脉浮，寒则脉紧，湿则脉细，表则脉浮，里则脉沉；寒则痛，湿则重，暑则烦，风则行，随其所中经络而治之。

太阳经则头项腰脊背痛，六淫中之论同前，宜以**麻黄左经汤**。

麻黄　干葛　细辛　白术　茯苓　防己　防风　羌活　桂　甘草

阳明则寒热呻欠，鼻干，腹胀，膝髀膑中循外皆痛，六淫亦然，宜**大黄左经汤**。

大黄　细辛　茯苓　防己　羌活　黄芩　前胡　枳壳　朴硝　杏仁。

少阳则口苦胁痛面垢，体无膏泽，头颔目锐痛，六淫亦同，宜**半夏左经汤**。

半夏　干葛　细辛　白术　茯苓　桂　防风　柴胡　麦门冬　黄芩

三阳合病，寒热，关节重痛，手足拘挛，冷痹，缓缓气上，呕吐，下利，脉浮弦紧数，合前三方以治之。

太阴腹满，咽连舌急，胸膈痞满，骨节烦疼，四肢拘急，浮肿，宜**六物附汤**。

附炮　桂各四两　甘草二　茯苓　防己四　术三

少阴上气喘急，小腹不仁，腰脊、足心、腨腘皆痛，六淫亦然，宜**八味丸**。

牡丹皮　泽泻　茯苓　山茱萸　附　桂　山药　熟地黄

厥阴胁腰偏疼，阴气抵小腹夹脐诸处胀痛，一如中风，宜**神应养真丹**。

当归　天麻　川芎　羌活　熟地　木瓜　芍药

三阴无并，脏腑不同故也。

当归拈痛汤　治湿热肢节烦疼，肩背沉重，胸膈不利，身痛胻肿。

羌活　甘草　黄芩　茵陈叶　当归各半两　人参　苦参　升麻　葛根　苍术各二钱　知母酒洗　防风　泽泻各三钱　猪苓　白术各半钱

煎服。

羌活导滞汤　治前证便溺阻隔，先以此药导之，后服前方及治北①方。

羌活　独活各半两　防己三钱　大黄酒煨，一两　当归三钱　枳实麸炒，三钱

除湿丹　治诸湿。

槟榔　甘遂　赤芍药　威灵仙　泽泻　葶苈各一两　乳香另没药各半两　黑丑炒，三钱　大戟炒，一两半　陈皮二两

上糊为丸如梧桐子大，每服五十加至八十丸，温水下，忌湿面。

脚气方　治湿热。

生地　黄檗酒炒　苍术盐炒　白术　防己　川芎　槟榔　犀角　甘草　木通　黄连　黄芩二味，热则加之　竹沥　姜汁二味，痰加　石膏热时加　桃仁便实加　牛膝溺涩加

---

①　北：《脉因证治》作“此”。

食积流注方

苍术　黄檗　防己　南星　川芎　白芷　犀角　槟榔　牛膝　龟板血虚加之

血虚转筋方见论　治攻心脚气。

阮氏方　治膝痛脚骨热痛，或赤肿行步难。

苍术四两，泔浸一日夜，盐炒　黄檗四两，酒浸一日夜，炙焦

㕮咀，服。

虫附狐惑

脉　䘌蚀阴肛，脉虚小者生，急紧者死。尺脉沉滑者，寸白虫。

因证　湿热之生，脏腑虚则侵蚀。腹内热，肠胃虚，虫行求食。上唇有疮曰惑，虫食其脏；下唇有疮曰狐，虫食其肛亦有口疮，非狐惑也。

治

集效丸

木香　鹤虱炒　槟榔　诃子煨　芜荑炒　附炮，去皮脐　干姜各七钱半　大黄一两半　乌梅　或加连　黄檗

蜜为丸，陈皮汤、醋汤任下。

化虫丸　虫即化水。

硫黄一两　木香半两　蜜陀僧三钱　附一个，炮

上先附末，醋一升，熬膏，入药和丸，如绿豆大。荆芥、茶清下二十丸。

秘方　治吐虫。

黑锡炒成灰　槟榔

米饮下。

又方，川椒酒糊丸，治虫。

又方，鸡子炒白蜡尘，治寸白虫，酒糊丸。

泻心汤，治惑。

苦参汤洗之，治狐。

喉　痹

因　痰热内结。虽有蛾闭、木舌子、缠喉、走马之名，火则一也。

论咽与喉，会厌与舌，同在一门，而用各异。喉以候气，故通于天；咽以纳食，故通于地；会厌管乎其上，以司开阖。掩其咽，其食下；不掩之，其喉错；必舌抵上腭，则会厌能闭其咽矣。四相交为用，则缺一饮食废而死矣。及其为病，皆火也。夫手少阴君火，心主之脉，手少阳相火，三焦之脉，二火皆主脉并络于喉，气热则内结，结甚则肿胀，肿胀甚则痹，痹甚则不通而死矣。至如嗌干痛、咽颔肿、舌本强，皆君火之为也。惟喉痹急速，相火之为也。

证　咽，咽物之处。咽肿则不能吞，干则不能咽。或呕吐咯伤，或多饮，痰热皆至，咽系干枯也。

喉，声音出入之处。脏热则肿，其发暴肿闭塞。或心虚寒，有悬痈生在上腭，俗名鹅也。咳而声嘶喉破也，俗名声散。

治　治法，微以咸突之，甚以辛散之，痰结则吐之，甚则砭出血之，人火以凉治之，龙火以火逐之，凉剂以热服之是也。宜刺少商出血。

方

朴硝　牙硝各研　青鱼胆

上以胆放二硝上，干，方研为末，竹管吹入喉中，痰出则愈。

玉匙散　治风热喉痹，及缠喉风。

朴硝一两半　硼砂半两　脑子三钱　僵蚕一钱

以竹管吹末入喉中。

神效散　治热肿，语声不去。

荆芥穗另　蓖麻生，去皮，另研，各一两

蜜为丸如皂子大，嚼含化。

蜜附子　治腑寒，咽门闭，不能咽。

大附生，去皮脐切大片，蜜涂炙黄，含咽津。

雄黄解毒丸　治缠喉风及喉痹，倒仆失音，牙关紧急，不省人事。

雄黄一钱，飞　郁金一钱　巴豆去皮、油，十四个

醋糊为丸，如绿豆大。热茶清下九丸，吐即止。

胆矾，包乌梅肉内，以绵裹含。

龙火拔毒散　治缠喉急证。先以针出血为上策，后以丹敷。

阳起石煅　伏龙肝各一钱

新水扫之。

又方，白瑞香花根，研水灌之。

秘方治痰，其证皆因痰也。

以鹅翎刷桐油探取之，皂角亦可吐，僵蚕研姜服亦可，生艾汁亦可。

口

因证　脾热则甘；胆热则苦口苦亦有肝虚寒者。

治　三黄丸治甘。

柴胡汤　治口苦，乃谋虑不决。

柴胡汤　加麦门冬、酸枣仁、地骨皮、远志。

舌

脉 心脉系舌根，脾脉系舌旁，肝脉络舌本。

因证 因风寒所中，则舌卷缩而不言。七情所郁，则舌肿满不得息。肝壅则血上涌，心热则裂而疮，脾热则苔滑是虚热，心经虚飞扬上窜，脾闭则白苔如雪，脾热则舌强，舌卷而卵缩者，厥阴绝也，死。

治

金沸草散 治风寒伤心脾，令人寒热、齿浮、舌肿。

荆芥四两 旋覆花 前胡 麻黄三两 甘草 半夏一两

升麻柴胡汤 治心脾虚热上攻，舌上疮，舌本强，两颊肿痛。

升麻 柴胡 芍药 栀子 木通一两 杏子 大青 黄芩三钱 石膏煅，二两

舌肿破，锅底煤，醋盐敷。

出血如泉，五倍子、白胶香、牡蛎糁。

白苔语涩，以薄荷汁、白蜜，姜片揩，敷之。

目

因 风热。血少经曰：目得血而能视，肝血不上营也。神劳目者神气之主，劳则魂魄散，不相得。肾虚。

目痛。血有太过、不及皆能为痛。太过者，血后太热而温于上，则目壅塞而发痛，不及则无血养而枯痛。目之锐，皆少阳经也，血少气多。目之上纲，太阳经也，血多气少。目之下纲，阳明经也，血气俱多，为足厥阴连于目系而已。治法：血实者决之，虚者补之，宜以辛散之凉以清之、汗之、吐之。

证治　在腑则为表，当除风散热；在脏则为里，宜养血安神。如暴失明，昏涩翳膜，眵泪斑入眼，皆表也、风热也，宜发表以去之。

如昏弱不欲视物，内障见黑花、瞳散，皆里也，血少神劳肾虚也，宜养血补水安神以调之。

斑入眼，此肝气盛而发在表；瞳子散大，皆辛热之为也。辛主散，热乘之，当除风热，凉血益血，以收耗散之气。以芩、连苦寒除邪气之盛为君，归身、地黄养血凉血为臣，五味酸寒体浮收瞳散，地骨皮、天门冬泻热补气。

风成寒中则泣出。风气与阳明入胃循脉而上，至目内眦，人瘦则外泄而泣，宜辛温治之。

风成热中则目黄。风气与阳明入胃循脉而上，至目内眦，人肥不得外泄，故热郁也，宜辛凉发之。

凡目暴赤肿，以防风、黄芩为君以泻火，黄连、当归为佐以养和血。使以羌活、柴胡、升麻、白芷、甘草，白睛红加白豆蔻少许。

凡目久病昏暗，以熟地黄、归根为君，在羌活、防风、甘菊之类佐之。

拨云汤

羌活　防风一钱半　藁木　川芎　荆芥一钱　葛根　细辛　柴胡　升麻半钱　知母　归身　黄檗　甘草　黄芪一钱

内障，是脾虚火盛，上和下药：人参、五味、芍药、白茯苓、术；湿热加下药：黄连、黄芩、生地；睛痛加下药：当归、熟地；胸中不利，加槐子；水翳加羚羊角；腑秘加大黄。

百点膏

黄连二钱，水一大碗，熬至半　加归六钱　防风八分　蕤仁去皮

尖，三分

上熬滴水不散，加蜜少许点之。蔓荆、椒根、地黄、甘草、荆芥、麻黄、升麻，随所长加之。

春雪膏 点赤眼。

朴硝置豆腐上蒸，待流下，瓦器接之。

地芝丸 治不能远视能近视，此除大风热。

生地 天门冬四两 枳壳二两，炒 甘菊二两

蜜为丸，茶酒任下。

《**局方**》**定志丸** 治不能近视，反能远视。

人参 远志 菖蒲 白茯苓

蜜为丸。

泻青丸治风热。

地黄丸治血少安神。

驻景丸 补肾水。

车前子 熟地黄各二两 菟丝子五两

槐子散 治体肥气盛，风热上行，目昏涩。

槐子 木贼 苍术

末之，茶下。

桔梗丸 治太阳卫虚血实，瞳人肿痛，眼黑肝风盛。

桔梗一斤 牵牛头末，三两

蜜丸，水下。

神仙退翳丸 治一切翳晕，内外障昏无睛，累效。

当归酒 川芎一两半 犀角屑 枳实 黄连 蝉蜕 薄荷半两 瓜蒌根六钱 甘菊 蛇蜕 密蒙花 荆芥与甘草煎①三味 地

① 煎：原作“前”，据《脉因证治》改。

骨皮三钱，洗　白蒺藜　羌活　干地黄酒，一两　木贼一两半，童便浸去节，一宿，大干用之

上为末，炼蜜为丸，米饮下。妇人归下有气，木香汤下之。

家珍方　治眼梢赤。

黄连　白矾飞，二钱　铜绿半钱　密陀僧一钱　轻粉少

末，贴之。

又

黄丹白矾等分

验方　治痘后目上翳。

谷精草　蛇壳　绿豆壳　天花粉

上等分末，粟米泔浸，煮蜜柿干为度，食之。

羊肝丸　治一切目病，不问障盲。

白乳羊肝一具，以竹刀去膜　黄连一两　甘菊　防风　薄荷去梗　荆芥　羌活　当归　川芎三钱

上为末，羊肝捣丸，浆水下。

烂翳验方，茜根烧灰，点之灯草，须臾大痛，以百节草刮去之。

七宝膏

珍珠　珊瑚　千石俱三味，煅，以连水淬七次　辰砂　脑子　麝香　蕤仁去壳，各一钱

研细，点之。

治瞳子散大此辛热之为也。

黄芩　黄连除风热　归身　地黄养血凉血　五味收散　地骨皮　天门冬泻热补气。

耳

因　风热气虚火升。肾寄窍于耳。

证治　风毒耳痛。全蝎一两、生姜二两，切作四方块。同炒熟，去姜，末之，汤点。

聤耳脓出，桑螵蛸一个，火炙、麝一字，另研，糁之。又加染坯枯矾吹之耳。

虫入耳中，麻油灌。有耳痛，以茱萸、乌尖、大黄，三味盦涌泉。

鼻

因证　鼻为肺之窍，因心肺，上病而不利也。有寒、有热。寒邪伤于皮毛，气不利而壅塞。热壅清道。酒皶鼻，乃血热入肺；齆鼻息肉，乃肺气盛；鼻渊，胆移热于脑，则辛頞鼻渊。

寒邪伤者，宜先散寒邪，后补卫气，使心肺之气交通。

离泽通气汤一云寒则表之，热则芩、连

羌活　独活　防风　升麻　葛根各三钱　川椒一钱　苍术　甘草炙，三钱　黄芪四钱　白芷一钱　黄连　黄檗

酒皶鼻

四物汤　黄芩酒炒　红花酒

水煎服。

乳香　硫黄萝卜内煨　轻粉　乌头尖

酥调敷。鸭嘴胆矾，敷。

齆鼻息肉

枯矾，研为面脂，绵裹塞鼻，数日自消。

瓜蒂末，绵囊裹塞亦可。

木通、细辛、附子，蜜和，绵裹内鼻中，亦可。

防风通圣散加三棱、山茱萸肉、海藻，并用酒浸，炒末，每一钱半。

鼻渊

薄荷　黄连二钱半　通圣散一两

孩儿茶服。

齿

因证　夫齿乃肾之标，骨之余。

上龈隶于坤土，足阳明贯络也；下龈手阳明大肠之贯络也。

手阳明恶寒饮而喜热；足阳明喜寒饮而恶热。肾衰则豁，肾固则坚。大肠壅，齿为之浮；大肠虚，齿为之宣露。热甚则齿动龈脱，作痛不已；寒邪、风邪客脑，则脑痛、项筋急祖露；疼痛虫蚀，则缺少而色变痒痛。

治

羌活散

麻黄去根节　羌活一钱半　防风三钱半　细辛半钱　升麻　柴胡半钱　当归　苍术半钱　白芷三分　黄连　骨灰二钱　桂枝

上为末，先以汤漱口净，擦之。

牙疼方

土蒺藜半两　青盐三钱

浆水二碗，煎半，热漱。

又方

乌头　熟艾多　葱三株　川椒十数

上浓煎，漱，有脓痰出安。

治虫散气，草荜拨末、木鳖肉。同研，搐鼻。

治风气走疰痛，藁本、剪草、细辛。热漱。

治骨槽风，皂角不虫，去子、杏子仁入在皂角元子位，烧存性。每两入青盐一钱，揩用。

治风虫牙，以北枣一枚去核，入巴豆一粒，合成。文武火炙如炭，放地上良久，研细，以纸捻入虫孔十次。

结　燥

因　火邪伏于血中，耗散真阴，津液亏少。夫肾主大便，肾主五液，津液润则大便如常。

证治　小肠移热于大肠为宓瘕为沉宓瘕，是便涩秘也。

热燥，有云脾脉沉数，下连于尽①，脏中有热，亦有吐泻后肠胃虚，服热药多者，宜承气下之。

气燥，有云尺脉伏也，宜温补之。

风燥，有云右尺脉浮也，由肺受风，传入肠中，宜麻仁丸。

阳结者散之，阴结者热之，阴燥欲坐井中，二肾脉按之必虚，或沉细而迟者是。

如有阴证烦躁，脉肾实，阳药中亦少加苦寒，以去热燥，宜柏、知母、附子。

年老，气津液不足而结，有产妇内亡津液而结，并宜地黄丸。

大便秘，小便数，谓之脾约。脾约者，脾血耗燥，肺金受火无所摄脾，津液故竭。理宜养血润燥。

有产妇便秘，脉沉细，服柏、知母、附子而愈。

外有脚气、虚寒、气实，皆相似，亦大便不通。

肾恶燥，急食辛以润之，结者散之。如少阴不得大便，以辛润之；太阴不得大便，以苦泻之。如食伤，腹满、腹响是也。

① 尽：《脉因证治》作“尺”。

润肠丸

麻仁　桃仁去皮尖，各一两　羌活　归尾　大黄煨，各半两

除二仁别研，余味共捣，巳[①]上火枯，蜜丸，梧子大，汤下。如不大便，邪气盛急，加大黄酒制；血燥而大便干燥，加桃仁、大黄酒；如风结燥，大便不行，加麻仁、大黄；如风涩，加皂角仁、秦艽、大黄；如脉涩，身觉有短气，加郁李仁、大黄；如阴结寒证，加干姜、附子。

有云，大便不通有五证，热、冷气尺脉伏也，宜温补之、风、老人、产妇。

秘有虚实。能饮食，小便赤为实，实秘者，物也，麻仁、七宣等主之见前。不能食饮，小便清为虚，虚秘者，气也，**厚朴汤**主之。

厚朴　夏曲　甘草三两　术五两　枳实　陈皮

痔漏附茎

因证　因火就燥也。乃木乘火势而侮燥金，归于大肠，为皆病风、热、燥、湿为之也一本云风热燥归于大肠也。

盖肠风、痔漏总辞也，分之则异。若破者则谓之漏。大便秘涩，必作大痛。此由风热乘食饱不通，气逼大肠而作也。受病者，燥气也；为病者，胃湿也。胃刑大肠则化燥，化以乘燥热之实，胜风附热而来，是风、燥、湿、热四气而合。故大肠头成块者，湿也；大痛者，风也；结燥者，主病兼受火邪也；不通者，热也。

---

① 巳：原作“五”，据《脉因证治》改。

治 治法，以苦寒泻火，辛[1]温和血润燥，疏风止痛。

秘丹 凉血为主。

四君子一本无四君子 四物凉血 黄芩凉大肠 枳壳宽肠 槐角凉血生血 升麻

秦艽白术丸

秦艽去芦 皂角烧存性，去皮，各一两 归尾酒，一两 桃仁去皮尖，一两 地榆三钱，破血 枳壳麸炒，泄胃 泽泻各半两，渗湿 白术半两 大黄一两

面糊为丸芡实大，汤下百丸，空心服，以膳压之。气滞，加槟榔、木香；湿热胜，加柏。

一云，凡痔漏，苍术、防风为君，甘草、白芍为佐。

苍术泽泻丸

苍术四两 泽泻 栀子各二两 地榆 皂角烧，各一两

饭丸。

淋洗

天仙子 荆芥穗 小椒 蔓荆子

煎洗。

秘方

五倍子 朴硝 桑寄生 莲房

先熏后洗。

敷肿

木鳖子 五味子

为末，调敷。

① 辛：原作“卒”，据《脉因证治》改。

肠风塞药

炉甘石便煅　牡蛎粉

痔漏方

好葛粉细末　脑子

同研津调，纸花贴上。除根用后方。

白矾枯二钱，生二钱　乳香三钱

真香油同研为膏，纸花贴。如便秘，枳壳当归汤下三黄丸。

皂角散　治痔漏脱肛。

黄牛角鰓一个，切　蛇蜕一条　皂角小者五枚　穿山甲一取七片

上并切，入瓷瓶，泥固济，候干。先以火烧，烟出，方以大火煅红，出冷，研细，胡桃酒下。临睡引出虫，五更却以酒下二钱。

脉痔方　血自肛门边另作窍。

乌头炮，去皮尖　黄连各一两

又方　亦妙。

荆芥　槐花　石菖蒲各一两

酒痔连丸，连酒浸、酒煮，丸，饮下。

腐痔核即为水

硼砂煅　轻粉　炉甘石煅　或加信煅，以朴硝洗净辰砂，敷外四围，点核上。

贴痔，麝香、脑子、朱砂，上研，入山田螺内，待成水，抹头，不拘遍，以干收为度。

治酒痔下血不止，干丝瓜一枚，连烧存性，为末，酒下二钱。

又检漆根灰，空心下。

木槿散　治痔专封口，能干。

木槿花八九月采，阴干。用叶杵敷亦可。

耳接

当归一两　黄连二两　乌龟一个，酒煮干，日干

上为末，蜜丸如皂子大。

脱肛方

理省藤　桑白皮　白矾

煎洗，自收。

耳接此证瘰疬门亦有，此证此不知何故。

妇人产胎

脉　脉平而虚者，乳子。阴搏阳别者，妊子搏者逼近于下，别者别出于上，气血和调，阳施阴化也。

少阴脉动甚者妊少阴，心脉也，尺中按之不绝者妊。心脉洪大而滑，肺脉微不浮，肝脉微横不绝，皆妊脉。三部脉浮沉正等，按之无绝者妊。妊娠初时寸微小，呼吸五至，三月而尺数。脉滑疾①重，以手按之散者，并②三月也。脉重，手按之不散，但疾不滑者，五月也。寸微关滑尺带数，流利往来并雀啄，是妊。左沉实疾大，皆为男，纵即横也者主双；右沉实疾大，皆为女，横者主双。脉浮，腹痛引腰脊，为欲生也。脉一呼三至，曰离经，沉细而滑，亦同。尺脉转急如切绳者，曰离经，皆便生也。妊三月而渴，脉反迟，欲为水分，复腹痛者，必堕。妊五月六月脉数，必坏，脉紧必胞漏，脉迟必腹满而喘，脉浮必水坏为肿。妊六七月脉弦，发热恶寒，其胎逾腹，腹痛，小腹如扇，子脏开故也，当温之以附子。妊六七月，暴下斗余水，必倚而堕。妊七八月，脉实大牢强，弦者生，沉细者死。妊月

① 疾：原作“痰”，据《脉因证治》改。
② 并：《脉因证治》作“盖”。

足，身热脉乱者吉。少腹脉浮而紧紧则疝瘕，腹中痛，半产而堕伤；浮则亡血，绝产，恶寒。脉微温为无子，脉弦大为无子血气虚不足故也。新产，脉沉小滑者生，实大强急者死，沉细附骨者生，炎一本作猋疾不调死。新产因得热病，脉悬小，四肢温者死，寒清者死。新产因伤寒、中风，脉实大浮缓者生，小急者死。脉得浮紧，当身痛，不痛，腹鸣者，当阴吹。寸口浮而弱弱有热，弱无血；浮为虚，浮气短。趺阳浮而涩浮气满，涩有寒。少阴微而弱微少血，弱生风，微弱相搏，阴中恶寒。胃气下泄，吹而正喧此谷气之实也，膏发导之。少阴滑而数，阴中必疮。少阴脉弦，白肠，必挺核。少阴浮而动浮虚、动痛，脱下。难产胎死腹中，脉涩而短者死。舌黑唇冷，寒热，发躁，身重，子母并死。面赤舌青，母死。

证因

治　胎堕因虚而热。胎堕又方，四物、四君子汤加阿胶、乌梅、桑寄生、黄芩，治胎常转动，无时下血疼痛。

枳壳　川芎　熟地各一两　糯米二合　姜　枣　金银花

同煎，治伤胎。

转胞乃血虚有痰，胎满逼胞，致小便不利，溺出不知时。盖因痰，胎避而下。

因血气不能升，四物加贝母、滑石；痰加二陈甚者服药后探吐。恶阻因痰血相搏，半夏汤主之一云二陈汤加减主之。

胎漏方　血虚有热。

地黄末，半生半熟　白术一两　枳壳　黄芩各半两

煎汤，调下地黄末。

妊娠腹胀，乃气不利而脾虚有热。

枳壳炒　白术　芩

妊娠腹胀，四君子加茯苓、木香、芎、归、麦门冬，治气急胎惊，两胁膨胀，腹满连脐，急痛，坐卧不宁，睡惊。

妊娠寒热，小柴胡去半夏。

胎痛乃血少。

四物、香附，紫苏汤下，安胎大妙。

子悬即胎揍，上心腹胀满痛，因胎气虚不和也。

大腹皮　紫苏　陈皮　白芍药　川芎　当归酒洗，各一两

姜、葱白，水煎。又治临产惊恐，气结连日不下。

子烦，二火为之，病则苦烦闷。

麦门冬　茯苓　黄芩　防风　竹叶

煎一方加参，一方又无防风。

子痫，漏胎，因事下血，胎干不动，奔上抢心，腹中急逼或胎动不安及顿仆，四物加胶、艾，腹痛不能忍，或下黄汁，用野苧根一两，金银花半两，水、酒各一盏，煎服。

坠跃压触，胎动，腹痛下血，用缩砂炒透，末之，酒调下。

胞漏下血，用生地黄末，酒调下。又方加白术、黄芩、枳壳汤下。

血虚有热，胎漏下血，用芎、归，水、酒煎服。探之，如不损则痛止或动，已损则逐下。

宿有风冷，胎痿不长，动伤易致便坠。

白术　芎　川椒去目，炒，七钱半　牡蛎煅，半两

为末，酒下。

子淋

麦门冬一钱　通草　滑石一钱　归　灯心　甘草各半两　细辛　芎一钱

末之，麦门冬汤下三钱。

胎衣不下，或子死胎中，或血冲上昏闷，或暴下血，胞干不生。

半夏两半　肉桂七钱半　大黄五钱　桃仁三十个，去皮尖

先服四物三两，次服煎汤，姜煎。不效，只服半夏、白蔹丸之。

下死胎

肉桂二钱　麝香同后

又方

朴硝半两，童便下。胎衣不下或胎死。

又方，黑神散

当归　芍药　生地　干姜　甘草炙，一两　黑豆炒，去皮，二两　蒲黄半两

酒下二钱或童便下妙。

欲堕方

肉桂一两　瓜蒌根一两二钱　牛膝一两　瞿麦半两

蚕种纸一尺，烧灰，醋汤调服，永不产。

难产，乃败血裹其子。

麝香一钱　盐豉一两

青布裹，烧令红，槌为末。秤锤烧红，淬酒下一钱。

又方

百草霜　白芷　伏龙肝单用亦可

童便、醋调下，未下再服。

多属气郁，贝母、白蒺藜、活石、葵子，并治。

产后阴脱，乃气血下溜。四物、猬皮烧半两、牡蛎煅、黄芩二两，或加升麻饮下，蛇床子炒，布裹熨、硫黄、乌贼骨半两、五味一钱，糁患处。

产后血晕因暴虚，素有痰饮，半夏茯苓汤。瘀血随气上攻芎归加牡丹皮、桃仁，一方加硝黄。

芎归汤治暴虚，童便酒下；治瘀血，荆芥行瘀血。

清魂散　治虚。

泽兰叶　人参一钱　荆芥一两　川芎　当归半两

温酒灌下。

五灵脂、童便、荆芥下瘀血；鹿角灰。

半夏茯苓汤　治痰饮。

牡丹散

牡丹皮大黄　芒硝一两　冬瓜子半合　桃仁二十一粒

水煎。

浮肿，胎前是宿有寒湿。

茯苓　术　芍药　当归　陈皮　鲤鱼

如法，每服四钱，用鲤鱼修理水煮熟，去鱼，以鱼汁盏半，加姜，入药同煎至七分，空心服。

又名胎水，俗为病子重如肿满状。产后因败血化水，或血虚气滞。

喘急，因营血暴竭，卫气无主，独聚肺中故喘，此名孤阳绝阴，必死。因败血上熏于肺，夺命丹主之；因伤风寒者，旋覆花汤主之。

产后不语，因败血迷心窍，四物加辰砂、菖蒲、人参、红花。

产后口鼻黑起及衄，因胃绝肺败，气消血败，乱入诸经，却还不得，死也。

心痛产前，因宿寒搏血，血凝其气，气与血并。

又方

玄胡索醋　当归酒洗　陈皮

上为末，酒糊为丸。

又方，加桂、赤芍药、蒲黄、木香、乳香、没药、枳壳、川芎。

又方

五灵脂　蒲黄

上为末，醋汤调下。

返魂丹、达生散、天仙方。

产妇后临月未诞者，凡有病先以黄芩、白术安胎，然后用治病药。发热及肌热者，芩、连、黄芪、人参；腹痛者，白芍药、甘草；感冒者，依解利。

产后诸病，忌用白芍药，以黄芩、柴胡主之。内恶物，上冲胸胁痛者，大黄、桃仁；血刺痛者，当归；内伤发热者，黄芩；渴者，茯苓。一切诸病，皆依前法，惟渴者去半夏；喘嗽去参；腹胀忌甘草。

产后身热血证，一同伤寒。若伤寒当有痛处，脉弦而健，宜解伤寒；血虚者无痛，脉弱而涩，宜补其血。

带　下

脉因　因湿热结于带脉，津液涌溢，入小肠为赤，入大肠为白。然任脉自胞上过，带脉贯于脐上，冲、任、督三脉，同起而异行，一源而三歧，皆络带脉，统于篡户。因余经往来，遗热于带脉之间。热者血也，血积多日不流，从金之化，即为白淫，治法同湿证，以十枣、禹功导水降火流湿之剂良矣。脉浮恶寒不治。

痰积下流，渗入膀胱，肥人多有之，宜升宜吐。调以二陈加二术。因三阳真气俱欲竭，血海将枯，滑物下流。其有一切虚寒之证，脉大而涩，按之全无，宜以温养之。李先生立酒煮当归丸治此证，血虚多加四物；气虚多加参、术；滑甚者，以龙骨、赤石脂涩之。

外有虫䘌疮，亦淋露白汁。

小胃丸治湿热带下，下之后，以苦楝丸调之。

苦楝丸

苦楝酒浸　茴香炒　当归等分

酒糊为丸如梧桐子大，酒下。腰腿痛，加四物四两、羌活、防风一两。虚加参、芪、甘草，或加芍药。

酒煮当归丸　治一切虚证。上中下元气俱竭，哕呕不止，胃虚之极，脉洪大无力，按之空虚或不鼓，皆中寒之证。

当归一两　茴香半两，炒　黑附炮　良姜各七钱

上四味锉细，以酒一升半，煮至酒尽，焙干，炒黄。

盐　丁香　苦楝生　甘草炙，各半钱　全蝎三钱　柴胡二钱　升麻一钱　木香一钱　玄胡索四钱

上九味同煎，酒煮四味俱末，酒煮，面糊为丸，空心，淡醋汤送下。

固真丸治久不止脐腹冷痛，目中溜火，此皆寒湿乘其胞内，肝经伏火。

白石脂一钱，以火烧赤，水飞，研细　白龙骨二钱，此二味以枯其湿　干姜炮，四钱，泻寒水　黄檗半钱，因用引导　柴胡《本经》使，一钱　当归一钱，酒，和血脉　白芍药半钱，导之　参　芪虚甚加之

上白石脂、龙骨水飞研细外，余同极细，水煮，面糊丸鸡头大，日干，空心，汤下，以膳压之。忌生冷、油腻、湿面。

血海将枯，加白葵花七朵、郁李仁润燥而滋津液；不思饮食，加五味子。

《衍义》方 治白脓带下，此肠胃有脓也。去尽脓自安。

红葵根二两 白芷一两 赤芍药 白矾枯各半两

蜡为丸，米饮下。

治白带、白浊，以黄荆子炒焦为末，酒下。

张用瓜蒂散吐寒痰升气；导水丸下湿热；甘露散调之，利湿热。

燥湿痰方治肥人

海石 半夏 南星治痰 黄檗治湿痰 苍术燥湿 滑石流湿热 川芎升之 椿皮 香附调气 牛膝风痛加之

利热方治瘦人

黄檗相火 滑石 椿皮 川芎 黄连性燥加

滑者，加龙骨、赤石脂；滞者，加葵子；血虚，加四物。甚用吐、下，吐用二陈加苍术；下用白术调神祐丸。

经候

脉 寸关调如故，尺绝不至者，月水不利，引按绞痛，气积乘上抢心胸胁也。凡妇人脉常欲濡弱于丈夫。

证治

因 经脉不行者，血生于心，因忧愁思虑则伤心，心气停结，故血闭不行。左寸沉结，宜调心气、通心经，使血生而自通。或因堕胎，或产多，其血先少而后不通，此为血枯，脉两尺弱小，宜生血。

血随气行，气滞则结而为块，日渐增长，宜攻之。

久发盗汗，致血脉枯干而经不通，宜补血是汗出于心，血生于心，血与汗出于一也。

久患潮热，则血枯燥。盖血不生血者饮食所化，经云：二阳之病发心脾，女子不月。

血为气引而行。血之来而先有病，皆气之患也；来而后有病者，皆血之虚也；病出意外，皆血之热也。

将来作疼，乃气实也。

桃仁　红花　香附　黄连

不及期者，乃血热也。

四物　黄连

过期有二，乃血少与痰多也。血少，芎、归、参，紫黑成块加黄连；痰多色淡也，肥人多有，二陈加苍术、香附、川芎。

闭而不行，乃虚而热；来而成块，乃气之滞；错经妄行，乃气之乱，虚烦。

人参　当归　川芎　熟地　麦门冬　桂　芍药

凡妇人室女，一旦无病，感手足搐弱，痰涎壅塞，精神昏愦，不省人事，似痫非痫，此肝为病也。妇人乃血虚也，七情感而生风也，室女乃血实也，七情感而生热也。

崩　漏

脉　脉洪数而疾。漏血下赤白，日下数升。脉急疾者死，迟者生，紧大者死，虚小者生。

因治　因热血热则流。因虚血则下溜。

盖阴虚阳搏谓之崩。由脾胃有亏，下陷于肾，与相火相合，湿热下迫。脉洪而疾，先见寒热往来，心烦不得眠，治宜大补脾胃而升举血气。盖心气不足，其火大炽，旺于血脉之中，致脾胃有亏，火乘其中，形容似不病者，此心病也。治法同前，四物汤微加镇坠心火之药，补阴泻阳，经自止矣。盖肾水真阴虚，不能镇守胞络相火，故血走而崩也，是气血俱虚，为大寒之证。轻手其脉数疾，举指弦紧或涩，皆阳脱也。阴火亦亡或渴，此皆阴燥。宜温之、补之、升之。脾胃者，血气之根本，周荣滋身；心者，血之府；脉者，人之神。俱不足，则生火故也。

方，**升阳散火除湿**①

羌活　防风　升麻　柴胡　川芎一钱

凉血泻相火

生地半钱　黄连　黄檗　黄芩　知母半钱

和血补血

当归酒洗，五钱　黄芪

胃口客寒，当心痛，加草豆蔻、炒曲。气短，加参、芪、术；冬寒，加麻黄、桂枝。血气俱脱，大寒证，加附子、肉桂；不止，加阿胶、艾叶，或加丁香、干姜。

四物加荆芥穗、发灰，治血不止如神。鹿角灰亦治。单味蒲黄炒黑，亦妙。

治标方，急则治其标凡药须炒黑，见黑血即止。白芷汤调棕榈灰，后用四物汤加姜调治。五灵脂末亦可。凌霄花末，酒下。

治本方，四物汤。黄连热则加之、参、芪虚加、桂姜寒加、黄芩热加、香附子行气。

小儿证

脉　脉八至者平，九至者伤，十至者困。四五岁者，紧为风痫，沉者乳不消，弦急客忤气。沉而数者，骨间有热。脉小，

① 湿：原无，据《脉因证治》补。

大便赤青，飧泄，手足温者生，寒者难已。

证 证有四，曰惊、疳、吐、泻。病其头毛皆上逆者死。汗出如珠，着身不流者死。

因治 因有二，曰饱、暖。小儿十六岁前，禀纯阳气，为热多也。小儿肠胃尚脆，饱食难化，食则生积为痰。肝只有余，肾尚不足，肝病亦多也。张皆归之湿热，常以牵牛、大黄、木通为丸，以治诸病。惊因热痰，主急惊，当泻，降火下痰丸、养血药作汤下。

因脾虚主慢惊，用补，朱砂安神丸，参术汤下，治虫热积一切疳。

黄连　曲　黄檗　使君子　肉果半两　木香　槟榔二钱

糊为丸。

疳，因土热或积或虫。

黄连去热，炒，二钱　胡黄连去果子积，半钱　阿魏去肉积，醋浸　神曲各一钱半

丸如米大。一方加芦荟。

啼，因肝热。

黄连姜汁炒　甘草　竹叶

煎服。

吐泻脾虚，不治证。头毛上逆者死，汗出不留者死，胸陷唇干目直视者死，口气冷、掌冷者死，身强到低者死，囟门肿起作坑者死，鼻干黑燥者死，肚大青筋、爪甲黑、舌出、咬牙、鱼口气急者死。

斑疹是火与前丹疹条下同。

夫恶血竭于命门，伏于一隅，待气虚、血虚、脾损，相火生焉。二火交炽，煎熬太阴，其证呵欠，寒热嚏喷，足稍冷，

睡惊，俱属少阳相火、少阴君火。如显证自吐、吐泻者，谓邪出也，即吉，治宜消毒解火；大便不利，当微利之。身温者顺，身凉者逆。痘同疹论，切忌热药。

治宜分气血。虚而补，气虚四君子，血虚四物。吐泻少食为里虚，陷白倒靥灰白为表虚。不吐泻能食，为实，宜解毒，芩、连也。实而更补，必结痈脓也。

解毒方

丝瓜仁单方亦可　升麻　芍药酒　甘草　糖球　黑豆　犀角　朱砂

血痢，三黄汤。

食积痢

曲炒　苍术　滑石　芍药　黄芩　术　甘草　陈皮　茯苓

下保和丸。

治小儿

胡黄连　草连　芜荑　山楂　神曲　青皮　陈皮　芦荟

为丸。

急慢惊

一颗辰砂，蝎一枚，生人血，快研，将来。

痘疮

不治证。黑陷耳尻热者，斑痘疹喘者，死。

又方治痘出不透

紫草　红花子　芍药　胡荽　当归

敷方

剪刀草汁调原蚕砂，敷之。

龙脑膏　治斑疮倒靥。

猪心血调脑子成膏，以紫草茸汤化，无脑用辰砂。

杂论

湿热相火病多，土火病多。气常有余，血常不足。肥人血多湿多，瘦人气实热多。白者，肺气弱，血不足；黑者，肾气余，忌黄芪。热伤血，不能养筋，故为拘挛；里伤筋，不能束骨，故为痿弱。

气属阳，无寒之理，下用补相间，劳病忌寒药，此东垣之旨也。寒不得热，是无火也；热不得寒，是无水也。肺痈，非吐不可。

辛苦、饥饱、劳役、疼痛皆伤血。服药药力峻，须酸收。指甲卷，是血少不养伤筋。身如被打，湿伤血也，亦有血虚而痛。腑病责脏用，脏病责腑用。气血弱，远枳壳，以其损气也；气血盛，忌丁香，以其益气。

治病先调气。病分气血阴阳。昼增夜静，是阳气病，而血不病；夜增昼静，是阴血病，而气不病。夜静、日恶寒，是阴上溢于阳；日夜并恶寒，是阴部大盛，兼有其阳，当泻其寒、峻补其阳。夜静、日热，是阳盛于本部；日静、夜恶寒，是阴自主于本部。日安、夜躁烦，是阳气下溜于阴中，当泻其阳，峻补其阴；日恶寒、夜烦躁，为阴阳交，饮食不入，必死。

伤寒、中暑，与伤酒食一般。

人火正治，龙火反治。诸病有郁，治之可开。

恶心，有热，有痰，有虚。心火乘金。阳绝则阴亏，阴气若盛，阳无暴绝之理。虚劳不受补者死。诸病发热，风、寒、暑、湿、燥、火、七情，皆能发热。寒湿同性，火燥同途，非也。寒宜温之，湿宜燥之，火宜降之、凉之，燥宜润之。诸病寻痰火，痰火生异证。

诊脉、观形、察证，三者殊途，不可执一。

诸病先观胃气。

杂治

恶寒，有湿痰积中，脉沉缓，抑遏阳气，不得外泄，身必恶寒，宜江茶入香油、姜汁吐其痰，以通圣去麻、硝、黄，加归、地黄。伏脉，有热甚而血虚，亦恶寒，脉沉而涩，宜物信①地黄、术、芪、柏、参、甘草。

战栗有热，一阳，一阳发病，少气善咳善泄，其传为心掣掣，动也。子母传故泄，理中主之。

劳风，法在肺下，使人强上冥视劳生热，唾出若涕感风，恶风而振寒肺主皮毛，宜通圣散加半夏、归。

痹气，乃阴气盛而血不荣，故身寒如水中，皆虚寒之证，宜姜、附之类也。

五虚五实

脉盛，心；皮热，肺；腹胀，脾；前后不通，肾；瞀闷，肝，为五实。

脉细，心；皮寒，肺；气少，肝；泄利前后，肾；饮食不入，脾，为五虚。

右臂属火补之，以巴戟、杜仲之类。

左臂属水补之，以地黄、山茱萸、黄檗之类。

阴滞于阳：有作劳而冷饮酒醉，次日膈痛似饥，过饱，遂成左胁痛有块，脉细涩沉数，服韭汁、桃仁、童便等安。又有如前，左乳痛有核，服石膏、白芷、干葛、瓜蒌、蜂房等类。

① 物信：《脉因证治》作“四物倍”。

阳滞于阴：有事不如意，衄如注，脉浮数，重而大且芤，四物加萱草、姜汁饮之。有逃难，饮酒下血，脉沉涩似数，以郁金、芎、芷、苍、芍、葛、香附。

五脏证

肝，胃脘当心而痛，上肢两胁肝经。膈咽不通，饮食不下土衰病。甚则耳鸣眩转，目不识人，善暴僵卧，里急緛戾，胁痛呕泄，令人善怒也。虚则目无所见，耳无所闻，善恐，如人将捕之。

心，胸中热，嗌干，右胠满，皮肤痛，寒热咳喘，惊恐狂妄，一切血证，胸中痛，胁支满，膺背肩胛间痛，两臂痛，虚则胸腹大，胁下与腰背相引而痛。

脾，跗肿骨痛，阴痹腰脊头项痛，大便难，积饮痞膈，霍乱吐下，飧泄肠鸣，脾热之生虚。

肺，骨节内变，左胠胁痛，寒清于中，咳逆鹜溏，心胁满引小腹，不可反侧，嗌干，面尘脱色，大夫㿗疝，妇人小腹痛。实则咳逆，肩背痛；虚则小气，不能报息，耳聋咽干。

肾，腰腿痛，大关节不利，屈身不便，腹满痞坚，寐汗。实则腹、胫肿，身重；虚则胸中痛，大小腹痛，清厥。

七情证

怒，为呕血，飧泄，煎厥，薄厥，胸满胁痛，食则气逆而不下，为喘渴，烦心，为消痹，肥气，目薄盲，耳暴闭，筋缓。怒伤肝，为气逆，悲治怒。

喜，为笑，毛革焦，阳气不收，甚则狂。喜伤心，为气缓，恐治喜。

悲，为阴缩筋挛，肌痹脉痿，男为数溲，女为血崩，酸鼻辛頞，泣则臂麻。悲伤肺，为气消，喜治悲。

惊，为潮涎，目睘①吐，痴痫，不省人事。惊伤心，为气乱，习治惊。

劳，为咽噎，喘促，嗽血，唾血，腰痛，骨痿，阴痿，男少精，女不月。劳伤血②，为气耗，逸治劳。

思，为不眠，好卧，昏瞀，三焦痞塞，咽喉不利，呕苦，筋痿，白淫，不嗜饮食。思伤脾，为气结，怒治思。

恐，恐伤肾，为气不行。思治恐。

杂 脉

寸口脉但实者，心劳。寸口脉沉，胸中短气。浮而绝者气，辟大而滑，中有短气数而不加，六③至者，为滑；微弱者少气。尺脉沉滑者，寸白虫。男女皆当以左手尺脉常弱，右手尺脉常盛，为乎④？阳盛阴虚，下之安二寸实大，尺短少，此值寒之邪，表为阳里为阴，阴虚者阳必凑之，阳盛之邪，乘其里虚而入于腑者是也。如尺脉弱寸强，而阴不足阳往乘之，下⑤之安，汗之死。余以类推。脉俱弦，指下又虚，脾胃虚弱证食少而渴，痞。腹中痛窄狭，二便不调。脉俱沉紧，按之不鼓，膀胱胜小肠也或泻痢不止而腹胀，或纯白赤，或杂血便多，不渴，精神少，或面白脱色，此失血之故。或面黄而气短，此元气损小之故。是丙火小肠为壬大肠所克而外走也，此火投于水，火寒之证，宜温之则愈。姜、附各半两，赤石脂一钱半，水飞朱砂一两、研，茯苓汤下二三十丸。

---

① 睘（qióng 穹）：眼睛直视。

② 血：原文漫漶，据《脉因证治》改。

③ 六：原无，据《脉因证治》补。

④ 乎：《脉因证治》作“平”。

⑤ 下：原作“不”，据《脉因证治》改。

脉诸按之不鼓，为虚寒两寸短小谓阳不足，病在下。脉诸搏手，为寒凉或寒药致之两尺脉虚，亦姜附汤。脉两手相似而右为甚，责胃虚两寸不足求之脾胃，当从阴引阳。脉中少有力，胜则似止，胸中元气不及。脉则有神神者，不问迟数之病，中则有力者，为神。脉诸短为虚。两关脉实，上不至发汗，下不至利大便。脉诸大为虚。两关脉沉细，此虚也，宜温补之。脉涩与弦而大，按之有力为实，无力为虚。脉沉迟，寸微滑者为实。两尺不见或短小，乃食塞，当吐之。凡脉盛大以涩，外有寒证，名寒中乃寒独留血脉涩，故大也。脉小而虚，不可损气，脉大而实，不可益气。滑脉，关以上见为大热，关以下见为大寒火并于上，从丙火化；火并于下，从壬水化。杂病脉沉者，多属痰，宜吐。伤寒寸脉浮滑者，有痰，宜吐。劳热，脉沉细无火者死。阳脉浮阴脉弱者则血虚，血虚则筋急。凡有者为实，无者为虚假令脉浮则为阳盛阴虚，脉沉则为阴盛阳虚，此有则彼无，彼有则此无。又如，弦则木实、金亏、土虚。浮诊见者为腑、为上部、为阳，按之见者为脏、为下、为阴。脉来者为阳、为气，去者为阴、为血假令脉来疾去迟，为阳有余而阴不足，故曰外实内虚是。出以候外，疾为实；入以候内，迟为虚。寸微尺紧，其人虚损，诸浮脉无根死脏腑无根，别本于“如水淹”之下注曰：皆死脉也，无根故也，“以上此脉得之则生反之则死”三句①。

久新病脉，长病脉虚而涩、虚而滑、虚而缓、虚而弦、微而伏、浮而结、浮而滑、实而大、实而滑、细而软，如屋漏，如雀啄，羹上肥，蜘蛛丝，如霹雳，如贯珠，如水淹②。以上

---

① 脏……句：此36字为错简，据《脉因证治》此处应为“脏腑无根故也”6字。“别本于‘如水淹’之下注曰：皆死脉也，无‘以上此脉，得之则生，反之则死’三句”29字应在下文“如水淹”后。“根”字疑衍。

② 如水淹：此后脱简，见上条。

此脉，得之则生，反之则死。卒病与长病条下反之而死。人病甚，脉不调者难差，脉洪者易已。

形脉相应，肥人脉细欲绝者死，瘦人脉躁者死，身涩脉滑者死，身滑脉涩者死，身小脉大者死，身大脉小者死，身短脉长者死，身长脉短者死。

察视

黑气起于耳目鼻上，渐入于口者死。白色亦然。赤色见于耳目额上，五日死。张口如鱼，出气不反者死。循摸衣缝者死。无热妄语死。遗尿不知者死。爪甲青者死，爪甲肉黑者死。舌卷卵缩死。眉倾发坚目发一作目直死。唇反，人中满，死。阴阳俱闭，失音，死。神气不守，声嘶者，死。汗出不流死。尸臭不可近死。回目直观死，肩息死。齿忽黑色死。面青目黑，面青目黄，面青目白，面青唇黑，皆死。面白目黑，面白目白，皆死。面赤目黄死，面赤目白死。面黑目白死。面黑胁满，不能反侧者死。面黑唇青死。面黑目青死。面黄目白，面黄目青，面黄目黑死以上黑如炱，白如枯骨，赤如衃血，青如草苡，方为死候。

心绝，肩息回眄目直者，一日死。肺绝，气去不快，口如鱼，三日死。骨绝，腰脊痛，不可反侧，五日死。脾绝口冷，足肿，胀泄，十二日死。肾绝，大便赤①涩下血，耳干，脚浮，舌肿者，六日死。筋绝，魂惊虚恐，手足爪甲青，呼骂不休，九日死。肠绝，发直，汗出不止，不得屈伸者，六日死。肝绝，恐惧伏卧，目直面青，八日死，又即时死。胃绝，齿落目黄者，七日死。

---

① 赤：原作“亦”，据《脉因证治》改。

汗

脉，沉微、细弱不可汗沉细为在里，濡弱血气虚。脉浮而紧，法当身痛，当以汗解，假令尺脉迟者，不可汗此血微少故也。阴病，脉细沉数，不可汗病在里故也。伤寒风温素伤于风，复伤于热，四肢不收，头痛身热，常汗不解，治在少阴、厥阴，不可汗。汗出谵语内烦，不得卧，善惊，目乱无精光。伤寒湿温素伤于寒，因而中暍，苦两胫冷，腹满，头目痛，妄言，治在足太阴，不可汗。汗出必不能言，耳聋，不知痛所在，身青面变死。伤寒头痛①，形象中风，常微汗出，又自呕者，心懊憹，发汗则痓。伤寒脉弦细，头痛而反热，此属少阳不可汗。太阳与少阳并病，头项强痛，或眩冒，心下痞坚，不可汗。少阴病，咳而下利，谵语者，此强汗之故也。咽中闭塞，不可汗，汗之则吐血。厥阴不可汗，汗之声乱咽嘶。亡血家不可汗，汗之则寒慄。衄不可汗，汗之必额陷直视。淋家不可汗，汗之必便血。疮家不可汗，汗之则痓。汗家不可汗，汗之必恍惚，脉短者死。冬时发其汗，必吐痢口疮。下痢清谷不可汗，汗之必胀满。咳而小便利，汗之，则厥逆。诸逆发汗，微者难愈；剧者，言乱睛眩者，死。动气在，不问左右上下，一切不可汗。

脉浮大，可汗问病者，设利为虚不可汗也。浮而紧，可汗。太阳病，脉浮弱，可汗。浮而数者，亦可汗。阳明脉迟汗出多，微恶寒，表未解，可汗。日晡发热如疟，此阳明，脉浮虚可汗。下痢后身痛，清便自调，可汗。

---

① 痛：原无，据《脉因证治》补。

脏腑应候属用药味

肝

病则胃脘当心痛，上肢两胁。膈咽不通，饮食不下，甚则耳鸣眩转，目不识人，善暴缨戾，胁痛呕泄，令人善怒。虚则胁下坚胀，寒热腹满，不食，目无所见，耳无所闻，筋挛节痛，爪甲枯，青色善恐，脉沉细而滑。实则胁下痛，寒热，心下坚满，气逆头晕，颈直背强，筋急，目赤颊肿，耳聋，善怒，浮大而数。

肝绝，汗出如水，恐惧不安，伏卧，四肢乏①目直如盲，面青，舌卷苍黑，泣下，八日死。筋绝，爪甲青，呼骂不休，九日死。

怒伤肝，为气逆，病呕血飧泄，胸满胁痛，食则气逆而不下，为喘，为消瘅，为肥气，目盲耳闭筋缓。

肝胆虚，主病寐而不睡，两目昏暗，时泪下，视物不明见黑花，四肢弱，筋脉怠惰，指节无力。

续断臣，性温，益肝气、熟地臣，性温，补肝虚、巴戟君，温，补，肝气、黄芪君，温，益肝气、补骨脂君，温，利肝气、乌药君，温，利肝气、菟丝子君，平，调肝气、何首乌臣，温，利肝气、石斛君，平，补肝气、白茯苓君，平，补肝气、磁石君，寒，养肝气、山药君，平，太阴、川牛膝君，温，补肝气、白蒺藜臣，平，补肝气、杜仲君，平，益肝气、山茱萸君，平，益肝气。

肝胆实则气壅，其候肩项拘急，头皮痒痛，目赤，筋骨痛，四肢怠，可思饮食。

---

① 乏：原作“之”，义不通，据前文（卷上“五脏绝死”篇）改。

菊花臣，寒，退肝热、蒺藜臣，平，舒筋眼目、荆芥穗臣，凉，利肝气、黄芪臣，温，利肝气、连翘臣，凉，平足阳明肝热、防风臣，平，治肝风壅、大黄臣，平，治肝风壅、牛蒡子臣，寒，利肝气、枳壳臣，平，味肝气、槟榔臣，转肝气、桑白皮臣，利，肝气、青皮降，肝气、蔓荆子臣，退肝热、青木香同上、当归同上、芍药调肝气、柴胡治少阳经、黄芩、车前子臣，治肝风热。

心

病则胸中热，嗌干，右胠满，皮肤痛，寒热，咳喘，惊感狂，一切血证，胸中痛，膺背肩胛间痛，两臂内痛。虚则心腹暴痛，心膈胀满，唾滑涎多，惊梦飞舌木强，脉浮虚。实则心神烦乱，面赤身热，手心烦热，口舌生疮，咽燥，头痛汗血，喜笑，脉洪实。

心绝，肩息，回眄目直，掌肿，狂乱心闷热，一日死。

喜伤心，为气缓，为笑，毛革焦甚则狂。

惊伤心，为乱，为潮涎，目睘，吐，痴痫不省人事。

心虚夜梦，心悸健忘，神思不爽。

白茯苓君，补心虚、远志同上、山药同上、莲实臣，补心虚、菖蒲君，益心气、酸枣仁君，同上、麦门冬臣，凉，同上、薏苡仁同上、白术君，同上、川芎臣，同上、五味子臣，性温，同上、茯神君，定心气、益智臣，安心气、人参君，定心热、炒盐。

心实，主脚手心热，脸赤，两目眵黏睛痛赤，口干咽燥，昏睡涎唾，睡中惊惕，生疮，口臭唇焦。

黄芩臣，退寒心热、白苏皮同上、生地黄凉血，同上、羚羊角君，寒，同上、木香同上、朱砂同上，又治惊、犀角同上，又散肝热、熊胆同上，又退热镇心、升麻臣，退心热口疮、脑子君，温凉，心主、滑石臣，冷凉，心主、地骨皮臣，平，凉心去热、柴胡臣，平，去心热、赤芍药臣，寒，利心气、龙脑君，平，镇心、郁金臣，寒，通心气热、当归臣，平，泻心热、泽泻君，通心气、通草臣，利小便、车前子寒同上、瞿麦同上、天灵盖臣，寒，退心经蕴寒积之气、生甘草。

脾

病则胕肿，骨节腰脊头顶痛，大便难，积饮，痞膈，吐下霍乱，飧泄肠鸣。虚则四肢不举，饮食不化，吞酸不下，食则呕吐，腹痛肠鸣，溏泄，脉沉细弱。实则心胸烦闷，口干身热，颊重体重，腹肠善饥，善瘈，甚则舌根肿，口内生疮，脉见歌乐，四肢怠惰，脉紧实。

脾绝，口冷足肿，胀泄不觉，面浮黄，唇反，十二日死。

胃绝，口禁唇黑，四肢重如山，不能收持①，大小便自利无休歇，食不入，七日死。又舌强语涩，转筋卵缩牵阴股痛，不食，鼓胀变水泄，不卧。

思伤脾，为气结，为不眠，好卧，昏瞀，三焦痞塞，咽喉不利，呕苦汁，筋痿白淫，不嗜食。

脾胃虚，主皮肤发冷，四肢或微肿，烦躁，无唾，余证同前。

沉香君，主脾胃虚、白术君，火，金，大腑益脾胃、人参同上、藿香君，养脾理气、山药君，治脾胃虚、麦芽君，养脾气、丁香臣，生脾胃热、桑寄生臣，生胃气、缩砂君，温脾胃、神曲君，健脾胃、良姜臣，强脾胃、茯神君，平，壮脾胃、苍术臣，温脾胃壮脾益气、熟地黄君，平益脾气、附子君，温脾壮气，热、青皮臣，实脾胃、荜澄茄君，壮脾胃、陈皮实，胃壮热、肉豆蔻朱人、半夏。

脾胃实，主生疮，昏睡，涎唾浓稠，四肢怠惰，皮肤如粟，

① 持：故作“特”，义不通，据前文（卷上“五脏绝死”篇）改。

瘾疹瘙痒，粪结或下粪，多食易饥，口气臭，呕逆，手足冷。

泽泻君，平，凉　泻脾、赤茯苓君，退脾热、青木香君，滋脾胃余热、槟榔臣，转脾气热、桑皮臣，去脾燥热、蒺藜臣，泻脾胃气、枳壳臣，同上、黄芩臣，退胃热、黄连臣，杰脾气、硼砂臣，退口气去热、牛蒡子臣，泻脾热、当归君，压脾热、牵牛臣，泻脾胃燥热，降气、苏子臣，泻气蕴热、连翘朱入。

肺

病则左胠胁痛，心胁满引小腹，不可反侧，寒清于中，咳逆惊溏，嗌干，面尘，脱色，丈夫㿗疝，妇人小腹痛。虚则语嘶，用力掉颤，少气不足以息，耳聋，咽干，咳喘，鼻清涕，恐怖，脉沉缓。实则胸膈满，上气，咳逆，咽不利，鼻赤口张，饮无度，痰黏，肩背，脉不上不下。

肺绝，口如鱼口，气出不快，唇反无纹，皮毛焦，三日死。又鼻孔开黑枯，足满，泄不觉，喘而目直，喘急短气。

大肠绝，泄利无度，六日死。

悲伤肺，为气消，阴缩筋挛，肌痹脉痿，男为数溲，女为血崩，酸辛泣则臂麻。

肺虚主面色𠉀白，咳嗽涎唾，疲悴气促，口无味，怯寒，喉痹，唇皮无色，饮食少，胸痞不快。

钟乳粉君，补肺虚、紫石英温，补肺、白茯苓君，益肺气、丹砂臣，寒温补、白术臣，补肺、磁石君，同上、桑寄生臣，补、茯神臣，补、款冬花臣，温肺气、人参朱入、山药朱入。

肺实，主面赤唇焦，头皮四肢痒，痰涎胶黏，咽喉不利，鼻塞不闻香臭，口无味，头疮出后热燥粪，或胫肿皮肤热疮，或发作寒热。

当归臣，利肺气、木香君，通泻肺气、升麻臣，寒，泻肺气、百合臣，退肺壅下痰、桔梗臣，泻肺气、贝母臣，泻肺气、石膏臣，寒，利肺气、桑白皮臣，泻肺气、款冬花臣，利肺气、紫苏子臣，退肺气、紫菀臣，退肺壅热、赤茯苓君，降肺气、青皮臣，止肺气、枳实臣，通三焦热、牛蒡子臣，泻肺气、荆芥穗臣，凉肺风热、赤芍药臣，退肺气、诃子止大腑，朱入、黄芩朱入。

大肠冷虚，肠鸣泄痢，吐逆，手足冷。

肉果君，温，暖胃止大肠泄、白果君，温，暖脾胃，温大肠、诃子君，温，止泄、人参君，寒，暖胃润肠、白术固元阳，和气、扁豆臣，生气止泻、茯苓君，暖胃止泄、桂君，热，和脾胃，温大腑、良姜臣，热，暖胃温肠、附子君，热，暖胃气、吴茱萸臣，热，暖止吐泻、厚朴臣，暖胃温肠、藿香臣，温，暖胃止泄、陈皮同上、麦芽臣，养脾进食、干姜臣，热，暖大腑冷、黄芪君，平，益脾脂气、赤石脂君，涩、龙骨君，涩肠泄。

大肠热则粪结，皮肤痒。

大黄臣，寒利热、枳壳臣，宽涤肠胃、杏仁臣，润大肠、南木香臣，通利大肠、蜣螂臣，去大肠风热、郁李仁臣，利大便、羌活臣，去大肠风热、防风同上、黄芩臣，寒，利大便、牛蒡子臣，转气退热、巴豆君，去大肠积、槟榔君，温利大肠、牵牛君，寒，通利大肠、独活臣，益大肠风、黄芪君，平，益大肠、海桐皮臣，利大便、皂角臣，退大肠风热、龟甲君，益大肠。

肾

病则腰腿痛，大关节不利，屈身不便，腹满，痞坚，寐汗。虚则腰背切痛，不得俯仰，足胫酸，手足冷，呼吸少气，骨节痛，腹结痛，面黑，耳鸣，小便数，脉浮细而滑。实在①舌燥

① 在：义不通，据前文疑为“则”。

咽干肿，心烦，胸膈痛，喘嗽，小腹满，腰强痛，体重，足下热，小便黄，腹胫肿，胀泄，盗汗。

肾绝，便赤涩，耳干，下血，舌肿，足浮，齿肿，目盲，腰如折，汗如水，面黑，发无泽，又阴缩退，筋痛，两胁胀。

恐伤肾，为气不行。

肾虚，盗汗，梦交，齿脱落，余病同前虚条。

苁蓉君，壮阳道，益精、阳起石君，强肾、石斛君，益肾、牛膝君，补肾壮阳、磁石君，平，补虚益肾气、熟地同上、巴戟强阳益肾、菟丝子君，补肾冷、乌药君，益肾、天雄君，壮肾气、益智君，温，暖肾虚冷、青盐臣，补肾、附子少阴，行经壮阳道、桑螵蛸臣，强壮阳道、猪肾君，温补益肾、海狗骨君，补益暖肾、雀卵臣，助阳道、蛇床子臣，温，强阳、白茯苓君，补虚损 添精、黄檗朱入、知母朱入。

肾实，主牙痛，头皮肩项肿痛，及脚心痛，腿肚生疮，牙肿，或鲜血，目热泪，小便涩痛。

郁李仁臣，寒，降肾气、赤蒺藜臣，转肾气、金铃子臣，退肾热、地骨皮臣，导肾气、槟榔臣，泻肾气、青木香同上、车前子臣，利小便，除肾气，降肾气、防风臣，益肾，治皮肤痒、枳壳臣，降肾气、青皮臣，寒，降肾气、牵牛疏导肾气、桑白皮臣，利肾气、黄芪臣，降肾气、地龙臣，凉，益肾水。

附　录

東斋黄孝子赞

关之职，岂直为贫。匕剂是供，聊施吾仁。顾老壮不渝，行孚于州里。宜其仕非通显名动于缙绅也欤。

少傅兼太子太傅礼部尚书武英殿大学士谢迁

孝子传

黄孝子者，余姚人也。生两岁，其母不乳，鞠于祖母冯居常成人。父继娶厉，生三子，爱少陂，孝子自引罪，誓不易子节。每默思母辄恸，一夕梦萱出庭下，与母抱哭，觉遂匾居室曰“梦萱”，时时背泣匾下，冀复梦与遇。景泰间岁歉，厉言稻初刈，野积不御，必有剽窃者，迫出夜守，孝子顺命。时虎狼肆行，孝子夜号于天曰：天祐鉴，幸存余息，冀万一报生我者恩。然竟亦无他。成化辛丑，秦中比凶，岁人相屠，父适当往理军役，孝子念父老，力请代，别且泣曰：儿行或冒不测，即当长违，有弟在养，儿无忧也。后果与盗遇，孝子哀诉出秉悃[①]心动释去，得竣事还父犹惑于厉，使自为生。孝子泣不忍号于门，往复不内，乃勉事医，经纪衣食。成化壬寅，从师出采药饵，夜梦屡惊，计父病，奔还，果染疾，诸弟避就外舍，孝子抚衾哭，则自为药饵，用师方损益，心独喜不懵，可勿为庸医误。凡数剂而瘥嗣后，业鸣于乡。人或有腹心疾者，见必喻曰：气血尽华色矣，元本且敝，及此尚可为，舍弗治，悔将无及。识者谓其言非独宜于医居亡何当道入春官直尚医事，然心独恋恋，辄计给休沐定省。已而父及厉继殒，孝子闻讣怅悼[②]，恨为役事误，奔走望城，哭不能起投丧次阶下，殊死至骨立，啜粥茹素，卧草上者三载。时有鸠集园树，其羽缟，既巢不殈，又有群鸟驯绕墓庐，下人以为感召，孝子不谓然也。其子欲裒[③]祖遗，与诸叔积扰，将讼，孝子觉之，痛责曰：父母之所

① 悃（kǔn 捆）：诚心。

② 怅悼：惆怅哀伤。

③ 裒（póu）：减去，减少。

爱亦爱之。尔叔固吾甚爱，不已将告于官终不以子易弟。子遂敛辑惟命。孝子之行益著，里人状闻于县，县上之朝，诏旌其门，遂成孝子名。孝子名济之，字世仁。论曰：非孝无亲，古有是言矣。夫人孰不知有亲哉！而世或不稽自始，横亡其衷，若黄孝子，其能终身慕者耶？君子闻其风，原其心而又进焉，将有以其道行于国，天下无不可者，夫岂独人子为然。

谢丕　翰林院编修

终慕记

吾邑有孝子曰黄世仁者，生二龄而丧其母父继娶生三子，构孝子而出之，孝子百意承若①，终不免父母殁，孝子庐墓之侧，鸟来与居，白鸠来依，乡人聚观。叹曰：孝子之行，鸟与鸠能知之，而吾乡之人曾彼弗若乃走白于县，县上之司府以闻于朝，遂下诏，旌其门曰孝子。孝子以医术显于京，于是年五十有九，去其亲之死若干年矣，而犹其所居之堂曰“终慕”。客以问于阳明子，阳明子曰：昔者闻之孟氏大孝终身慕父母，五十而慕者，予于大舜见之矣夫自非枭獍②亡人之心，苟有父母者，孰无慕之心乎？而独归之舜孟氏绝天下之易也。夫慕者心一于是而不迁。赤子之在褓襁，悲笑嬉号，惟亲之知，斯慕矣暨移于少艾，割于妻子，驰于富贵，利达而亲之慕分焉。舜视天下犹草芥，而惟顺于父母，可以解忧艾犹褓襁若是，而曰：天下无慕亲者，惟舜焉，岂不可也若孝子者，其殆舜之徒也非欤？孝子闻之曰：非也，舜慕焉而瞽瞍底豫，吾终吾之亲而不得也。今老矣，神气日以昏，智虑日以散，吾惧吾慕之不能终也。吾寐而惊焉，居而惕焉，游而怵焉，若恒有谪焉，若将承之而又怫焉，吾祭而惧，不吾享也，吾完吾手足发肤，苟免于残毁，聊以终吾之慕而毙焉，斯已矣。若舜之慕，圣人也；吾之慕，不敢以不终，冀免于咎也，岂曰能舜之徒哉？阳明子曰：其然乎斯亦希舜之徒也矣。

王守仁

---

① 若：顺从。

② 枭獍（xiāojìng 消净）：枭：不孝敬的鸟。《说文·木部》：“枭，不孝鸟也。”獍：传说中的恶兽名。《广韵·映韵》：“獍，兽名，食人。”枭獍比喻不孝的人。

刻本草权度跋

董汉儒曰：天下之利民者莫如医。医者意也，所以意人之病也世医以药而偶合，庸医害人，无怪乎民之不寿也。

芝南先生巡差淮扬，风教南几，偶及世医之病，因出示此册信乎即营卫以知脉，即脉以知病，即病以用药，而医道备矣犹权之知轻重，度之知长短也。汉儒请梓之以广其传。

先生许之若，夫柬斋历履之详，制作之善，吾师汝湖翁芝南先生已传叙于前矣。兹不敢赘。

嘉靖乙未冬十月望日通州知州董汉儒顿首书

总书目

医经

内经博议

内经提要

内经精要

医经津渡

素灵微蕴

难经直解

内经评文灵枢

内经评文素问

内经素问校证

灵素节要浅注

素问灵枢类纂约注

清儒《内经》校记五种

勿听子俗解八十一难经

黄帝内经素问详注直讲全集

基础理论

运气商

运气易览

医学寻源

医学阶梯

医学辨正

病机纂要

脏腑性鉴

校注病机赋

内经运气病释

松菊堂医学溯源

脏腑证治图说人镜经

脏腑图书症治要言合璧

伤寒金匮

伤寒考

伤寒大白

伤寒分经

伤寒正宗

伤寒寻源

伤寒折衷

伤寒经注

伤寒指归

伤寒指掌

伤寒选录

伤寒绪论

伤寒源流

伤寒撮要

伤寒缵论

医宗承启

桑韩笔语

伤寒正医录

伤寒全生集

伤寒论证辨

伤寒论纲目

伤寒论直解

伤寒论类方
伤寒论特解
伤寒论集注（徐赤）
伤寒论集注（熊寿试）
伤寒微旨论
伤寒溯源集
订正医圣全集
伤寒启蒙集稿
伤寒尚论辨似
伤寒兼证析义
张卿子伤寒论
金匮要略正义
金匮要略直解
高注金匮要略
伤寒论大方图解
伤寒论辨证广注
伤寒活人指掌图
张仲景金匮要略
伤寒六书纂要辨疑
伤寒六经辨证治法
伤寒类书活人总括
张仲景伤寒原文点精
伤寒活人指掌补注辨疑

诊　　法

脉微
玉函经
外诊法
舌鉴辨正
医学辑要
脉义简摩
脉诀汇辨
脉学辑要
脉经直指
脉理正义
脉理存真
脉理宗经
脉镜须知
察病指南
崔真人脉诀
四诊脉鉴大全
删注脉诀规正
图注脉诀辨真
脉诀刊误集解
重订诊家直诀
人元脉影归指图说
脉诀指掌病式图说
脉学注释汇参证治

针灸推拿

针灸节要
针灸全生
针灸逢源
备急灸法
神灸经纶
传悟灵济录
小儿推拿广意
小儿推拿秘诀
太乙神针心法
杨敬斋针灸全书

本　草

药征
药鉴
药镜
本草汇
本草便
法古录
食品集
上医本草
山居本草
长沙药解
本经经释
本经疏证
本草分经
本草正义
本草汇笺
本草汇纂
本草发明
本草发挥
本草约言
本草求原
本草明览
本草详节
本草洞诠
本草真诠
本草通玄
本草集要
本草辑要
本草纂要
识病捷法
药性提要
药征续编
药性纂要
药品化义
药理近考
食物本草
食鉴本草
炮炙全书
分类草药性
本经序疏要
本经续疏证
本草经解要
青囊药性赋
分部本草妙用
本草二十四品
本草经疏辑要
本草乘雅半偈
生草药性备要
芷园臆草题药
类经证治本草
神农本草经赞
神农本经会通
神农本经校注
药性分类主治
艺林汇考饮食篇
本草纲目易知录
汤液本草经雅正
新刊药性要略大全

淑景堂改订注释寒热温平药性赋

方　书

医便

卫生编

袖珍方

仁术便览

古方汇精

圣济总录

众妙仙方

李氏医鉴

医方丛话

医方约说

医方便览

乾坤生意

悬袖便方

救急易方

程氏释方

集古良方

摄生总论

摄生秘剖

辨症良方

活人心法（朱权）

卫生家宝方

见心斋药录

寿世简便集

医方大成论

医方考绳愆

鸡峰普济方

饲鹤亭集方

临症经验方

思济堂方书

济世碎金方

揣摩有得集

亟斋急应奇方

乾坤生意秘韫

简易普济良方

内外验方秘传

名方类证医书大全

新编南北经验医方大成

临证综合

医级

医悟

丹台玉案

玉机辨症

古今医诗

本草权度

弄丸心法

医林绳墨

医学碎金

医学粹精

医宗备要

医宗宝镜

医宗撮精

医经小学

医垒元戎

证治要义

松厓医径

扁鹊心书

素仙简要

慎斋遗书

折肱漫录

济众新编

丹溪心法附余

方氏脉症正宗

世医通变要法

医林绳墨大全

医林纂要探源

普济内外全书

医方一盘珠全集

医林口谱六治秘书

温　　病

伤暑论

温证指归

瘟疫发源

医寄伏阴论

温热论笺正

温热病指南集

寒瘟条辨摘要

内　　科

医镜

内科摘录

证因通考

解围元薮

燥气总论

医法征验录

医略十三篇

琅嬛青囊要

医林类证集要

林氏活人录汇编

罗太无口授三法

芷园素社痎疟论疏

女　　科

广生编

仁寿镜

树蕙编

女科指掌

女科撮要

广嗣全诀

广嗣要语

广嗣须知

孕育玄机

妇科玉尺

妇科百辨

妇科良方

妇科备考

妇科宝案

妇科指归

求嗣指源

坤元是保

坤中之要

祈嗣真诠

种子心法

济阴近编

济阴宝筏

秘传女科

秘珍济阴

黄氏女科

女科万金方

彤园妇人科

女科百效全书

叶氏女科证治

妇科秘兰全书

宋氏女科撮要

茅氏女科秘方

节斋公胎产医案

秘传内府经验女科

儿　　科

婴儿论

幼科折衷

幼科指归

全幼心鉴

保婴全方

保婴撮要

活幼口议

活幼心书

小儿病源方论

幼科医学指南

痘疹活幼心法

新刻幼科百效全书

补要袖珍小儿方论

儿科推拿摘要辨症指南

外　　科

大河外科

外科真诠

枕藏外科

外科明隐集

外科集验方

外证医案汇编

外科百效全书

外科活人定本

外科秘授著要

疮疡经验全书

外科心法真验指掌

片石居疡科治法辑要

伤　　科

正骨范

接骨全书

跌打大全

全身骨图考正

伤科方书六种

眼　　科

目经大成

目科捷径

眼科启明

眼科要旨

眼科阐微

眼科集成

眼科纂要

银海指南

明目神验方

银海精微补

咽喉口齿

养　生

医案医话医论

养性轩临证医案

养新堂医论读本

祝茹穹先生医印

谦益斋外科医案

太医局诸科程文格

古今医家经论汇编

莲斋医意立斋案疏

医　　史

医学读书志

医学读书附志

综　　合

元汇医镜

平法寓言

寿芝医略

杏苑生春

医林正印

医法青篇

医学五则

医学汇函

医学集成

医学辩害

医经允中

医钞类编

证治合参

宝命真诠

活人心法（刘以仁）

家藏蒙筌

心印绀珠经

雪潭居医约

嵩厓尊生书

医书汇参辑成

罗氏会约医镜

罗浩医书二种

景岳全书发挥

新刊医学集成

寿身小补家藏

胡文焕医书三种

铁如意轩医书四种

脉药联珠药性食物考

汉阳叶氏丛刻医集二种